EL VENDAJE FUNCIONAL

Tercera edición

EL VENDAJE FUNCIONAL

Toni Bové

Harcourt

Madrid - Barcelona - Boston - Filadelfia - Londres
Orlando - Sydney - Tokio - Toronto

Es una publicación

Harcourt

FOMENTA LA CREATIVIDAD
RESPETA EL DERECHO DE AUTOR

Juan Álvarez Mendizábal, 3-2.º
28008 Madrid, España

Ediciones Harcourt, S.A.
Harcourt International
División Iberoamericana

ISBN edición española: 84-8174-477-8
Depósito legal: M-35959-1999
Impreso en España por Gráficas Marte, S.A.

Prólogo a la segunda edición

El éxito obtenido, tal y como apuntábamos en el prólogo de la primera edición de esta monografía sobre el vendaje funcional, ha hecho que sea necesario presentar hoy una segunda edición que completa una larga serie de nuevas técnicas de la inicial, con unos conceptos prácticos más didácticos, más fáciles y de mayor aplicación en la clínica diaria.

En el prólogo de la primera edición decíamos que esta monografía debería ser considerada como la obra básica para el vendaje funcional en todos aquellos cuidadores del aparato locomotor, y especialmente dentro del mundo del deporte.

La experiencia así lo ha confirmado y de hecho, hoy por hoy no se entiende una práctica deportiva, no tan sólo a nivel curativo o terapéutico, sino también en sentido preventivo, sin la aplicación de este tipo de vendajes.

Nuestro gran amigo y profesional Toni Bové nos ilustra más exquisitamente en esta segunda edición con distintas novedades, entre las cuales podemos destacar:

– La magnífica visualización de los vendajes hechos con tape *de colores, que facilita la comprensión de todo el proceso paso a paso.*

– La amplia gama de vendajes que nos brinda, con nuevas técnicas más fáciles de desarrollar.

– La facilidad y rapidez con las que se pueden aplicar estos tapings *en la práctica clínica.*

Creo que está en manos de los especialistas el saber aprovechar y agradecer a este gran profesional su labor en pro del vendaje funcional de probada eficacia, no únicamente en la práctica deportiva, sino también en el contexto de la Traumatología general.

Dr. D. José M.ª Vilarrubias
Jefe del Departamento del Aparato
Locomotor y Medicina del Deporte.
Instituto Universitario Dexeus.
Universidad Autónoma de Barcelona.

Prólogo a la tercera edición

Es para mí una grandísima satisfacción el poder dedicar estas líneas en la presentación de la tercera edición de "El Vendaje Funcional" de Toni Bové.

Qué decir de la importancia que tiene actualmente la aplicación del Vendaje Funcional tanto en el campo de la medicina deportiva como en la medicina laboral y en la práctica clínica diaria, y qué mejor forma de introducirse en el conocimiento de estas técnicas que con el libro confeccionado por uno de los pioneros del Vendaje Funcional en España y uno de los profesionales que más ha hecho por la fisioterapia deportiva tanto a nivel nacional como internacional, me refiero a mi grandísimo amigo, compañero de viaje a "USA" y maestro, Toni Bové, fisioterapeuta del F.C. Barcelona de Baloncesto.

Creo con toda sinceridad, que este libro, convertido ya en un clásico de la medicina deportiva, será de grandísima ayuda para todos los profesionales y estudiantes que quieran conocer con detalle el Vendaje Funcional.

Antonio García Chain
Fisioterapeuta del Real Madrid Club de Fútbol

Prefacio

Durante mi ya larga carrera deportiva –primero como jugador y más tarde como entrenador– he podido interesarme por todos los temas relacionados con la prevención y el tratamiento de las lesiones, sobre todo en mi primera etapa como entrenador, pues más adelante he contado ya con ayudantes especializados, como es el caso de Toni Bové, dedicado exclusivamente, y conocedor profundo de estas áreas.

Desde mi punto de vista, lo ideal sería no tener que necesitar ayudas externas y trabajar físicamente –de forma adecuada– músculos y articulaciones, pero en caso de necesitar una inmovilización parcial para poder practicar el deporte sin riesgo de lesión en la zona afectada, hay que recurrir sin reparos a las técnicas expuestas por Toni Bové, sin duda las más avanzadas y seguras, pues no en vano ha dedicado toda su vida, y con un interés fuera de lo común, a adquirir los más actualizados conocimientos de su especialidad.

Personalmente confío por completo en él, al igual que todos los jugadores de mi equipo.

Aíto García Reneses

Presentación

Hace diez años pasó por mi cabeza la idea de escribir un libro sobre vendaje funcional. Corría el año 1988 y ya los grandes jugadores americanos que venían a nuestro país disponían en sus equipajes de "tape" y "prevendaje". Para nosotros era algo nuevo y debíamos ponernos al día. Desde entonces, el vendaje funcional ha evolucionado extraordinariamente. Por una parte, gracias a la calidad del material y por otra, por los magníficos vendadores que hay en España y lo atractivo que para éstos resulta el aprendizaje de nuevas técnicas. La imaginación e improvisación de que hacemos gala los latinos son quizá nuestra mejor virtud, apoyada en la técnica, para ser buenos vendadores.

Quiero hacer, en esta tercera edición, un recordatorio a los profesionales del vendaje. Las pautas a seguir son:

- *Diagnóstico médico preciso.*
- *Conocimientos de anatomía.*
- *Conocimientos de biomecánica.*
- *Imaginación.*
- *A quién va dirigido el vendaje.*
- *Para qué ha de servir éste.*

Siguiendo estas pautas conseguiremos dos cosas: la recuperación de nuestros pacientes y la satisfacción del trabajo bien hecho.

Deseo que toda la ilusión volcada en este libro pronto nos haga preparar la cuarta edición del mismo.

Saludos afectuosos.

Toni Bové

Dedicatoria

Cuando me he planteado a quién dedicaría este libro han aparecido en mi pensamiento muchas personas a las que tengo que agradecerles su ayuda en los momentos difíciles de mi vida.

Quizás se lo dedico a la propia vida, porque vivir es maravilloso, a mis padres, a Jordi, a mis hijos Cristian y Eva, a la pequeña Mireia y a mi esposa, Sonia, que ha puesto orden en mi vida.

No sería justo olvidarme de la entidad a la que he dedicado dieciocho años de mi vida, el F.C. Barcelona, y que me ha dado la oportunidad de poder moverme por el mundo, de trabajar y de aprender mi maravillosa profesión. Porque, realmente, vivir la vida y trabajar en lo que a uno le gusta... ¡qué más se puede pedir!

Gracias a todos por todo.

Talento y perfección

Es una larga sucesión de imágenes que conservo todavía frescas en mi memoria. Estábamos en el pabellón de la Comunidad Autónoma de Madrid viviendo en directo un espeluznante encuentro de play-off entre el Real Madrid y el F.C. Barcelona. Eran tiempos en que los blancos exhibían las etiquetas de Drazen Petrovic y Fernando Martín; por contra, los azulgrana mantenían a Norris y Epi. En el fragor de la batalla –les garantizo que era encarnizada– asistimos a una situación diabólica vista desde muchísimos puntos de vista.

El capitán Nacho Solozábal, un atleta de una calidad suprema, salió rebotado de un bloqueo de Fernando Romay y el efecto fulminante fue que la pierna derecha le quedó prácticamente colgando. En una lectura rápida todos entendimos que había sentido un intenso pinchazo en la parte posterior del muslo y el temido tirón se había producido, impidiendo a Nacho continuar jugando. Toda la gente blaugrana perdió casi la respiración y el pulso se le aceleró, pues aquel accidente podría cambiar el curso de los acontecimientos.

En ese momento se cruzaron las miradas de todos, pero todas coincidieron en la misma persona: Toni Bové, el trainer. *En su sentimiento interno todos se agarraron a él como la gran esperanza del momento. Solozábal estaba cojo, su rostro reflejaba un dolor terrible, pero Toni ni se inmutó. Salió a recoger al capitán, lo sentó en la esquina del banquillo y se puso a trabajar. Abrió el maletín, sacó los materiales y comenzó a vendar el muslo dañado. En menos de tres minutos el capitán se puso en pie, comprobó que su pierna le respondía y pidió el cambio. Fue como un milagro. Había que verlo, porque más de uno daba por perdido el concurso de Solozábal.*

En realidad fue un gran trabajo profesional, quizá algo mágico, pero la verdad es que Toni demostró en aquel instante su grandeza y conocimientos, que no es otra cosa que esa innata e insaciable inquietud por la perfección. Es un pionero y un adelantado en su profesión. Tiene habilidad para manejar los vendajes y saber cuánto, cómo y dónde hay que presionar. Eso es un don, pero detrás hay mucho talento, horas de trabajo y búsqueda constante de nuevas técnicas. Ese es Toni Bové.

José Manuel Fernández
Periodista

Indice

Teoría del vendaje funcional. Definiciones 1

Terminología internacional 4

Indicaciones 5

Contraindicaciones 6

Material necesario 7

Pasos previos 9

Materiales que nos hacen más cómodo el vendaje 10

Vendajes:

- Hallus valgus 13
- Articulaciones metatarsofalángicas 14
- Variante con cierre elástico 15
- Metatarsalgias 16
- Protecciones metatarsales 17
- Calcáneo 18
- Arco plantar y fascia plantar 20
- Tobillo de deporte 23
- Tobillo con tendinitis de Aquiles 28
- Tobillo sin compresión 30
- Tobillo elástico (clínico) 32
- Tobillo con distensiones de primer grado 36
- Inhibe la flexión dorsal del pie 37
- Lesiones del tendón de Aquiles 40
- Síndrome de "la pedrada" (problemas de los gemelos) 43
- Periostitis 44
- Rodilla (ligamentos laterales y estabilización) 46
- Rodilla (ligamento cruzado posterior) 49
- Rodilla (distensiones de ligamento) 51
- Recentraje rotuliano 53
- Fijación Sgood-Schlatter 54
- Fijación de la rótula 55
- Tendinitis rotuliana y jumping knee 56
- Cuádriceps 57
- Isquiotibial 59

Adductores *61*
Bilateral de adductores *64*
Recto anterior del abdomen *66*
Costales *68*
Esternoclavicular *70*
Lumbar *72*
Hombro *74*
Hombro (tendinomuscular) *76*
Acromioclavicular *78*
Codo *80*
Codo (epicondilitis - epitrocleítis) *81*
Codo de tenis *83*
Muñeca (sin inhibición de la flexión o la extensión) *85*
Protección de articulaciones metacarpofalángicas *88*
Articulación metacarpofalángica *90*
Articulación metacarpofalángica del pulgar (rígida) *92*
Variante con limitación también de la extensión *93*
Limitación de la abducción del pulgar *95*
Articulación metacarpofalángica de los dedos de la mano *96*
Dedos de la mano (dos dedos) *98*
Articulación interfalángica *99*
Datos que se deben tener en cuenta *101*
Bibliografía *106*

Teoría del vendaje funcional. Definiciones

Las técnicas del vendaje funcional, a nuestro entender, son producto de la aplicación de los conocimientos de Anatomía y Biomecánica. La definición de estas aplicaciones la podríamos enunciar como la limitación/contención/inhibición de un movimiento que produce dolor, dejando los demás movimientos libres. Este tipo de vendaje se puede aplicar dentro de los campos de la Traumatología, Fisioterapia y Enfermería, aunque hay que tener fundamentalmente en cuenta las siguientes situaciones:

1. *A quién va dirigido el vendaje.*
2. *Qué queremos lograr con él.*
3. *Qué material podemos utilizar.*

Las técnicas principales con las que vamos a trabajar serán tres:

- *De contención.*
- *De inmovilización.*
- *Mixta o combinada.*

Técnica de contención

Se trata de la técnica que por medio del vendaje limita el movimiento que produce dolor. También se la puede denominar técnica blanda, ya que su aplicación se lleva a cabo fundamentalmente con vendas blandas.
Material ideal para trabajar con esta técnicas:

- *Vendas elásticas puras.*
- *Vendas elásticas cohesivas.*
- *Vendas elásticas adhesivas.*

Es una técnica eminentemente terapéutica y deportiva.

Técnica de inmovilización

Es la técnica que por medio del vendaje anula el movimiento que produce dolor.
También se la puede denominar técnica dura, ya que se realiza fundamentalmente con vendas rígidas.
El material ideal para trabajar con esta técnica es el esparadrapo (tape).
Para vendar, el esparadrapo más usual es el de 3,8 cm de ancho. Esta medida está reconocida internacionalmente. Para articulaciones pequeñas se utiliza el de 1 cm de

ancho, y para las grandes articulaciones, el de 5 cm de ancho. Todo este tape *tiene también una longitud estándar de 10 m de largo, puesto que se considera que el* tape *de 3,8 cm de ancho y de 10 cm de largo es el material necesario para vendar un tobillo.*
Se trata de una técnica eminentemente preventiva o profiláctica dentro del deporte. Sólo se ha de colocar para el acto deportivo, o sea: se coloca antes de la actuación/encuentro y se retira después.

Técnica mixta o combinada

Es la técnica por medio de la cual utilizamos los principios de las dos anteriores.
Los materiales idóneos para trabajar con esta técnica son las vendas elásticas adhesivas o cohesivas, que reforzamos con tiras de tape. *Se trata de una técnica eminentemente terapéutica y deportiva.*

En la aplicación de las técnicas descritas nos podemos encontrar básicamente con un problema, que podríamos resumir en esta pregunta: ¿pueden colocarse los vendajes adhesivos directamente encima de la piel? Por nuestra experiencia en este tema y por diferentes formas de trabajar de otros profesionales de distintas nacionalidades, podemos decir que antes de un vendaje adhesivo hay que realizar un PREVENDAJE (pretaping), *que fundamentalmente podría definirse como un vendaje que aísla la masa adhesiva de la piel.*
Estos vendajes pueden llevarse a cabo por medio de: a) prevendaje; b) depilación, y c) un spray que forme una película muy fina por encima de la piel y así nos hace de aislante.

TÉCNICAS	ACTUACIÓN	MATERIAL	INDICACIONES
Técnica de contención	*Limita movimiento*	*Vendas elásticas adhesivas con prevendaje, o Vendas cohesivas*	*Técnica terapéutica*
Técnica de inmovilización	*Inhibe movimiento*	Tape *con prevendaje*	*Preventiva y terapéutica, exclusiva del deporte.*
Técnica mixta o combinada	*Limita movimiento*	*Venda elástico - adhesiva +* tape *(con prevendaje)*	*Preventiva, terapéutica y deportiva*

NO IMPORTA REPETIR EL VENDAJE LAS VECES QUE HAGA FALTA HASTA CONSEGUIR LA CORRECTA TENSIÓN Y SUJECIÓN Y COMODIDAD PARA EL PACIENTE.

DEBEN EVITARSE:

- LAS ARRUGAS EN LA PLANTA DEL PIE
- LAS COMPRESIONES EN LOS METATARSIANOS (PREFERIBLEMENTE EN LA BASE DEL 5º METATARSIANO)
- LAS COMPRESIONES EN EL TENDÓN DE AQUILES
- LAS COMPRESIONES EN EL HUECO POPLÍTEO

SE DEBE BUSCAR LA CONFORTABILIDAD DEL VENDAJE.

Terminología internacional utilizada en vendajes funcionales

BANDAGE	*Técnica de vendaje elástico de una forma continua*
PRETAPING o WRAP	*Vendaje que se coloca para aislar la masa adhesiva a la piel con el fin de no depilar ni producir alergias*
SOUPLE	*Técnica de vendaje por tiras y con vendas elásticas adhesivas*
STRAPING	*Técnica de vendaje por tiras* (Tape *o elásticas adhesivas)*
TAPE	*Esparadrapo para vendar (venda rígida)*
TAPE-CUTTER	*Cortavendajes*
TAPING	*Técnica de vendaje con* tape
TAPING BOX	*Aparato para levantar los pies y así poder trabajar con mayor comodidad*

Indicaciones del vendaje funcional

DISTENSIONES LIGAMENTOSAS DE PRIMER GRADO Y ALGUNAS DE SEGUNDO GRADO

PREVENCIÓN DE LAS LAXITUDES LIGAMENTOSAS

ROTURAS DE FIBRAS MUSCULARES

DISTENSIONES Y ELONGACIONES MUSCULARES

FISURAS DE HUESOS LARGOS (METATARSIANOS)

FISURAS DE COSTILLAS/ESGUINCES INTERCOSTALES/NEURALGIAS INTERCOSTALES

DESPUÉS DE RETIRADA LA ESCAYOLA, PARA INICIAR EL PERÍODO DE REHABILITACIÓN

DESCARGA EN LAS TENDINITIS

DESCARGA EN FASCITIS PLANTARES

Contraindicaciones del vendaje funcional

ROTURAS TENDINOSAS

ROTURAS LIGAMENTOSAS

ROTURAS MUSCULARES

FRACTURAS

EDEMAS

PROBLEMAS DE CIRCULACIÓN DE RETORNO (VARICES)

HERIDAS DE CONSIDERACIÓN

ALERGIAS A LAS MASAS ADHESIVAS

Material necesario para aplicar un vendaje funcional

PLACAS DE PROTECCIÓN (FOAM)

PREVENDAJE

SPRAY ADHESIVO

VENDAS ELÁSTICAS

- a) *PURAS*
- b) *ADHESIVAS*
- c) *COHESIVAS*

TAPE

TIJERAS

TAPE CUTTER

VASELINA

CREMAS HIDRATANTES

TAPING BOX

LÍQUIDO PARA LIMPIAR LA PIEL Y QUITAR LOS RESTOS QUE QUEDAN AL RETIRAR UN VENDAJE ADHESIVO (TAPE REMOVER)

MÁQUINA DE RASURAR

1. Material para realizar la técnica de contención.

1

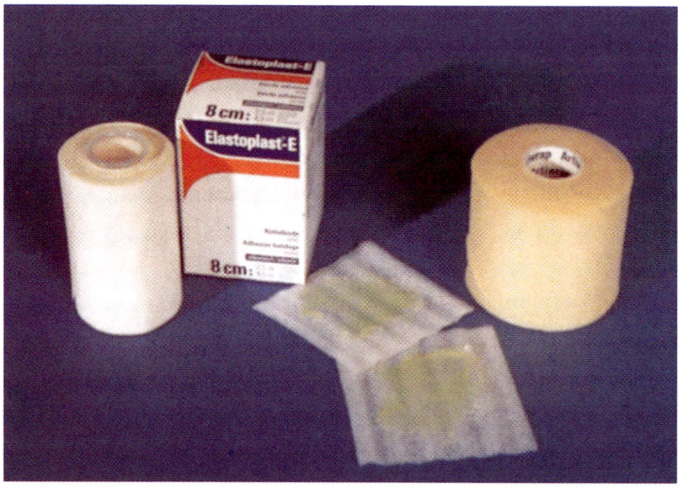

2. Material para realizar la técnica de inmovilización.

2

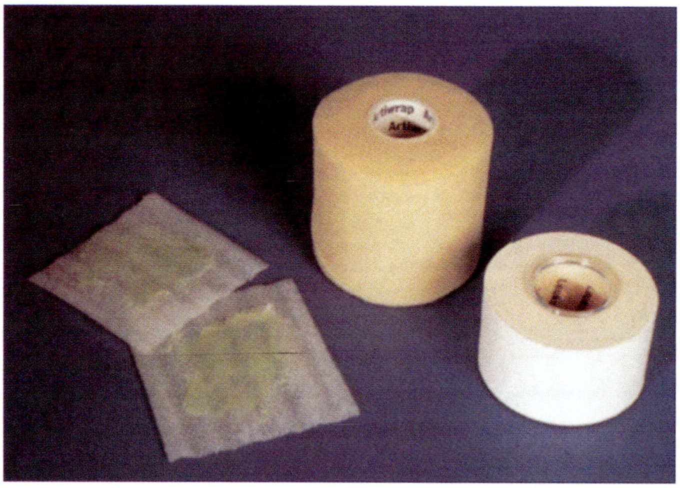

3. Material para realizar la técnica mixta.

3

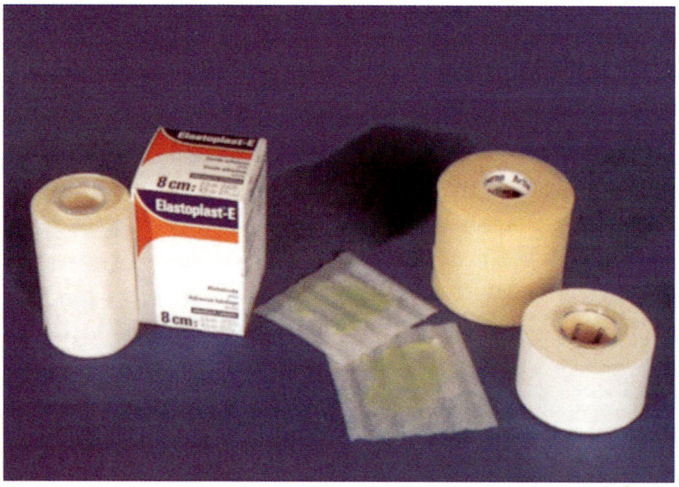

Pasos previos antes de realizar un vendaje funcional

Se tiene que saber, en primer lugar, si el vendaje que va a llevarse a cabo será preventivo o terapéutico, y los pasos que se deberán seguir serán los siguientes:

1. *Diagnóstico médico indicando la lesión.*
2. *En el caso de PREVENCIÓN pre-competición hay que seguir la pauta que se indica a continuación:*
   - *2.1. Protecciones en rebordes óseos o huecos anatómicos.*
   - *2.2. Prevendaje, si se utilizan vendas adhesivas o* tape.
   - *2.3. Construcción del vendaje.*
   - *2.4. Moldear.*

3. *En el caso de vendaje TERAPÉUTICO:*

   - *3.1. Prevendaje, en vendajes adhesivos o* tape.
   - *3.2. En función de los días que necesitemos que el paciente lleve el vendaje, hay que utilizar el material y la técnica adecuados.*
   - *3.3. En tales casos, se aconseja una técnica mixta o de contención y la revisión del vendaje cada 5 días, y, sobre todo, hay que comprobar que este vendaje no pierda tensión, pues de lo contrario perdería funcionalidad.*

Materiales que nos hacen más cómodo el vendaje

En principio, describiremos la camilla para vendar: tiene que ser más alta de lo normal, es decir, debería tener 1,05 m de altura y 1,20 m de largo. De esta forma, al vendar un tobillo éste se halla a la altura de nuestro abdomen, por lo que es más cómoda la construcción del vendaje, sin que nuestra espalda sufra posturas incorrectas y el pie se pueda mantener en posición de 90°.

Cuando se trate de vendar una rodilla, colocaremos al paciente de pie, en la camilla, y en el talón de la extremidad que tengamos que vendar le colocaremos un alza, que puede ser perfectamente un rollo de esparadrapo; con esto se consigue mantener la rodilla en semiflexión, que es la posición ideal para realizar un vendaje funcional de rodilla.

NUNCA SE DEBE VENDAR UNA RODILLA EN EXTENSIÓN

El tobillo siempre hay que vendarlo en posición funcional, es decir, la pierna con relación al pie está a 90° y así es como debe de conservarse la función. Cuando no sea posible disponer de una camilla para vendar una extremidad inferior, podemos colocar en una camilla el artilugio denominado TAPING BOX *o apoyapiés, que eleva el pie unos 20 cm y permite que el trabajo sea más cómodo.*

Para retirar vendajes es aconsejable utilizar el TAPE-CUTTER *(cortavendajes). No se trata más que de un aparato con un parte plana que se desliza sobre la piel; es conveniente que antes ésta haya sido impregnada de vaselina para un mejor deslizamiento; por la parte plana del* tape-cutter *hay una hoja de bisturí, que es la que corta el vendaje sin dañar la piel.*

Según el fabricante, los hay de diferentes formas. Se aconseja seguir los rebordes anatómicos laterales, nunca los frontales. No debe utilizarse si no hay prevendaje. Nunca sacaremos un vendaje por su frontal, sino por sus laterales.

ACCESORIOS

1. Las tijeras para retirar vendajes tienen la peculiaridad de que la parte que va apoyada en la piel es plana, para no dañarla, y su punta es roma para no herirla, ya que a veces podemos introducir las tijeras para retirar un vendaje sin que tengamos ninguna visión de su trayecto.

   Es muy importante utilizar los rebordes anatómicos para deslizar mejor el tape-cutter.

2. Apoyapiés *(taping box).*

1

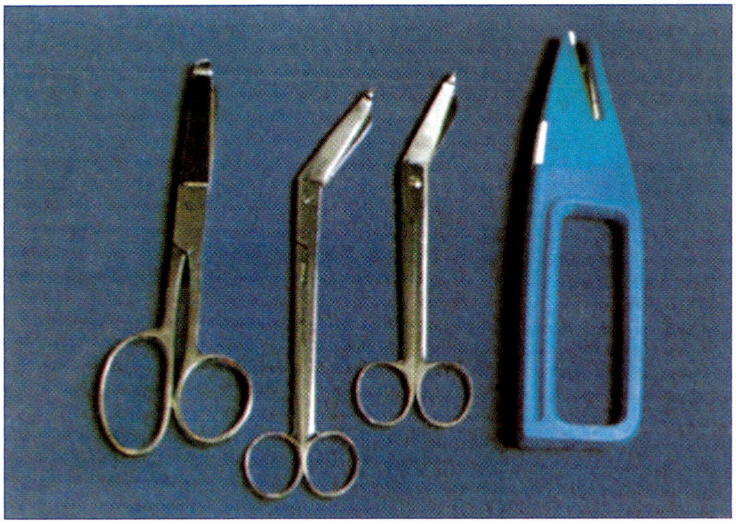

2

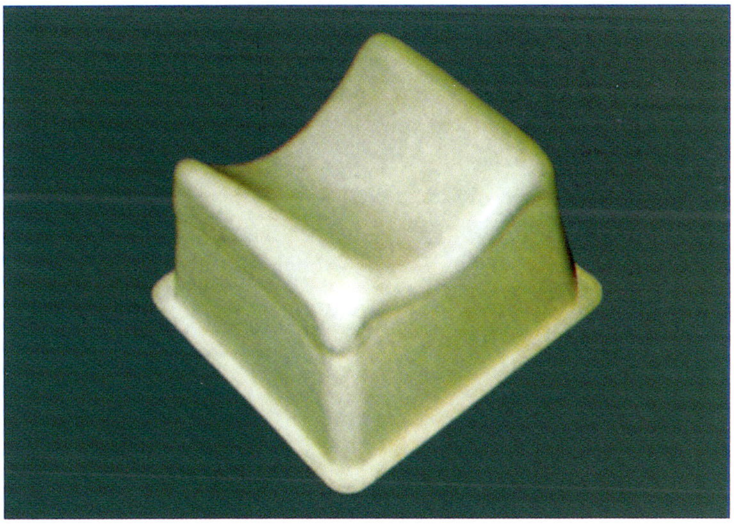

Es muy importante utilizar los rebordes anatómicos para deslizar el *tape-cutter.*

3
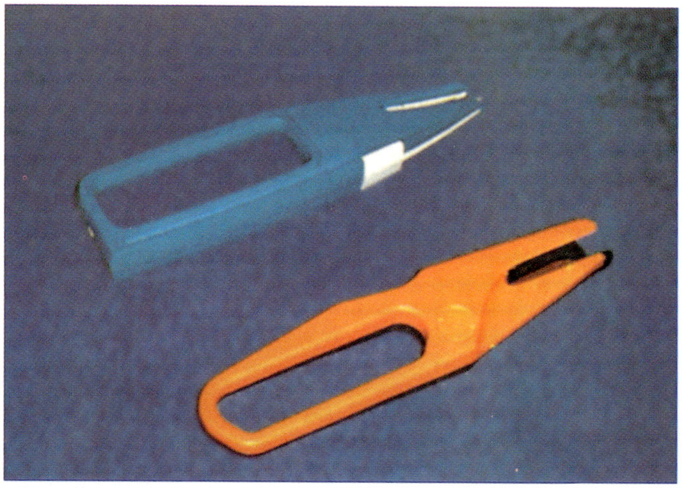

3. Cortavendajes *(tape-cutters).*

4
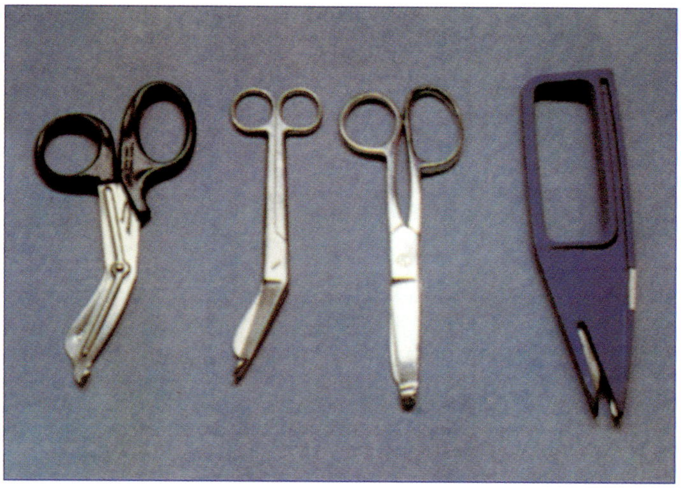

4. Juegos diferentes de tijeras y *tape-cutter.*

5
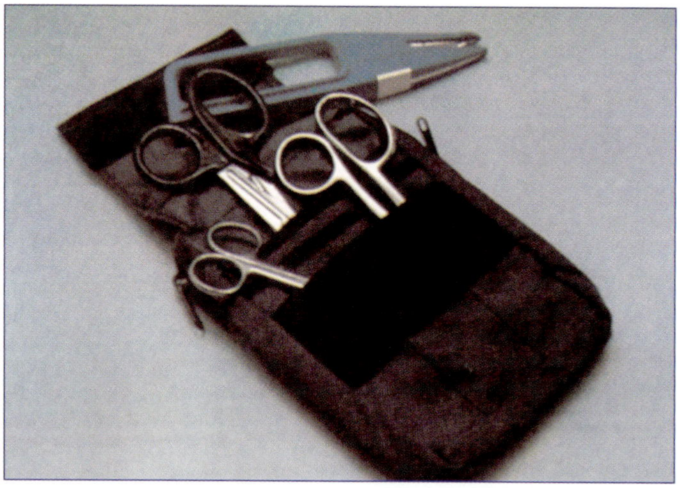

5. Cartuchera con tijeras y *tape-cutter.*

Vendaje recomendado para problemas del Hallux valgus

El material utilizado es esparadrapo de 1 ó 2 cm de ancho.

CONSTRUCCIÓN

1

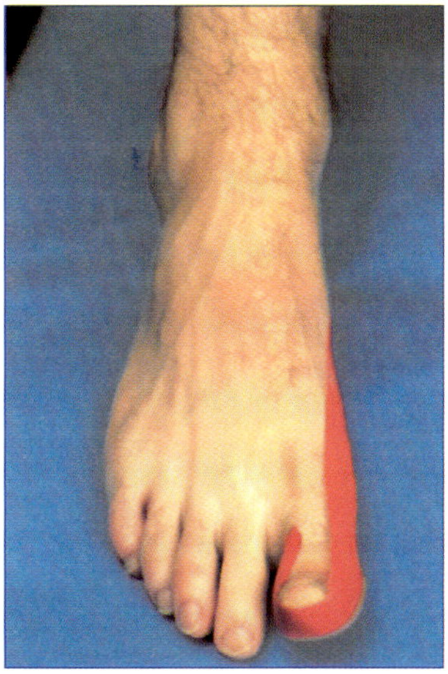

1. Anclamos el esparadrapo en la parte interna del primer dedo del pie y, con tensión suficiente para corregir la angulación externa del dedo, lo fijamos en la parte externa por debajo de la articulación metatarsofalángica.

2

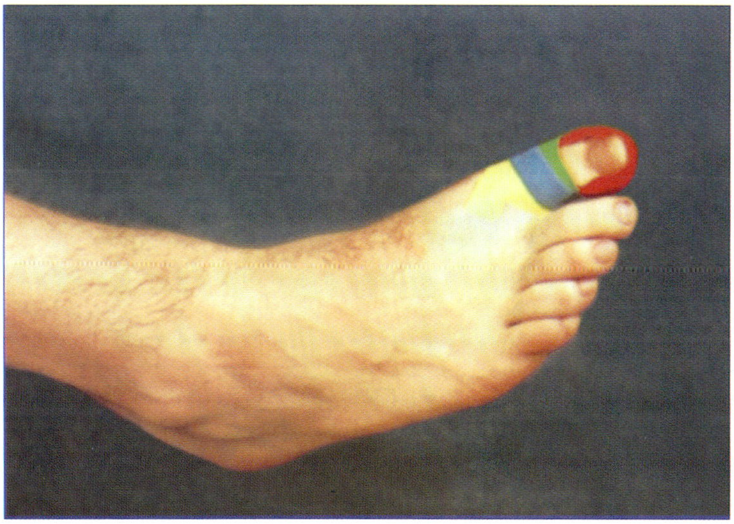

2. Después de haber colocado una, dos o tres tiras, en función de la tensión que se desee obtener, se cierra la parte más próxima del vendaje para que de esta forma quede fijado.

Vendaje recomendado para problemas de las articulaciones metatarsofalángicas del pie

El material utilizado puede ser esparadrapo de 1,5 cm de ancho o bien una venda elástica adhesiva de la misma anchura. La utilización de uno u otro material depende sólo de la inmovilización que se quiera obtener de este vendaje.

CONSTRUCCIÓN

1. Se ancla el vendaje por debajo de la articulación metatarsofalángica y, rodeándola, se fija en su parte externa (rojo).

1

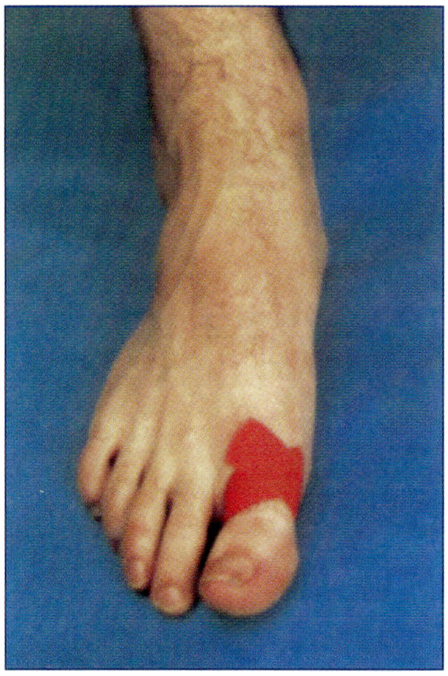

2-3. Este método se realizará dos veces (rojo-verde) o tres veces (rojo-verde-amarillo), con el fin de proteger la articulación.

2

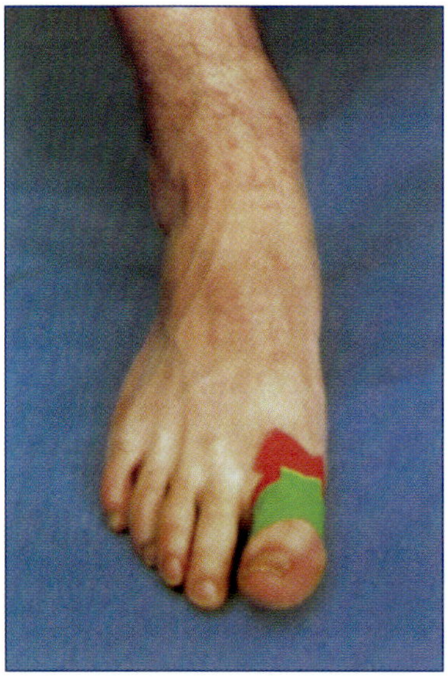

3

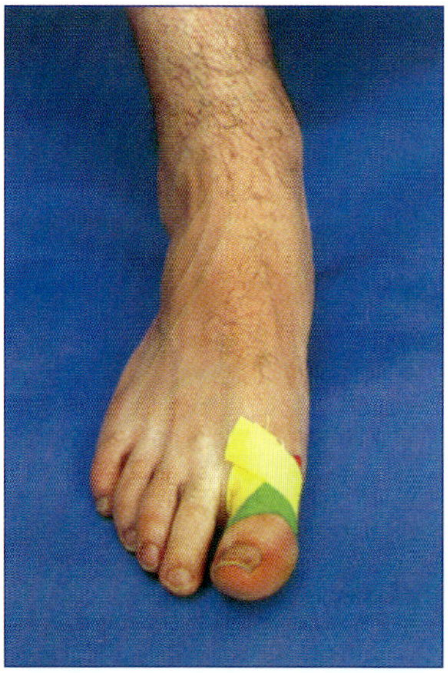

VARIANTE PARA 1ª ARTICULACIÓN METATARSOFALÁNGICA

1-4. Se realiza cerrando con venda elástica, como se muestra en la secuencia gráfica. Del paso 3 al 4, la tira que vemos libre, la utilizamos para envolver la articulación metatarsofalángica y reforzarla.

1

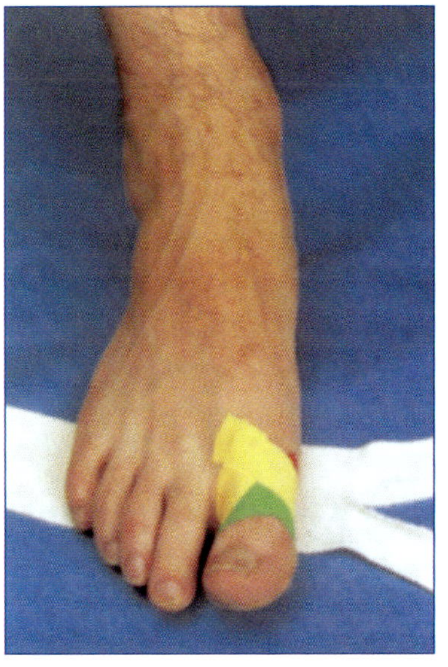

2

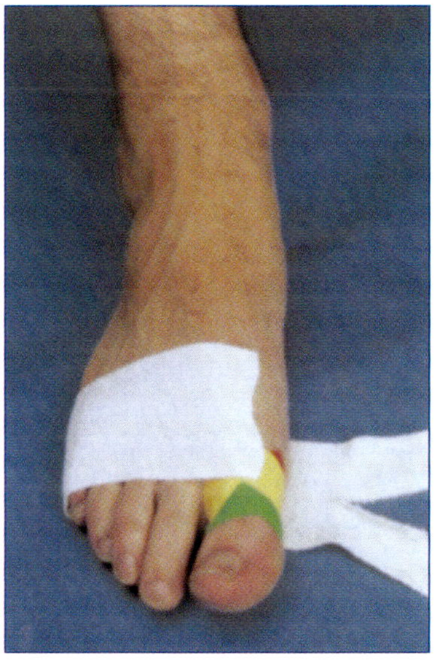

3

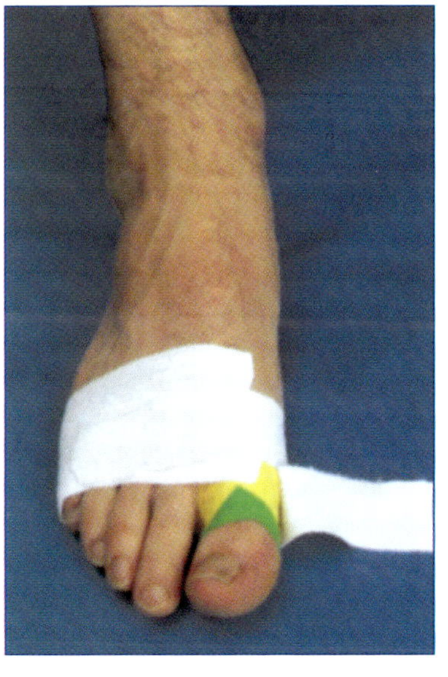

4

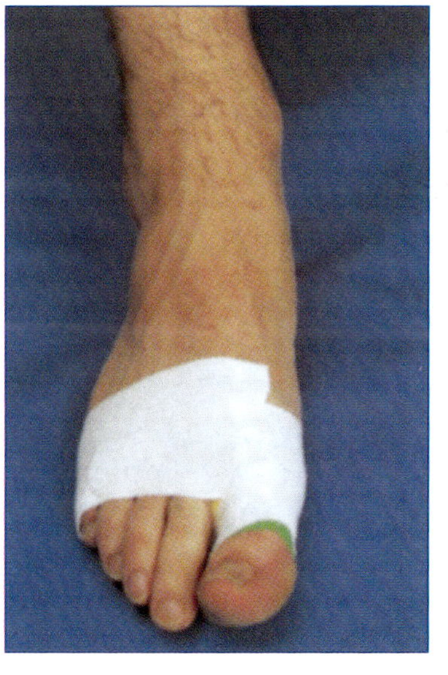

Vendaje recomendado para los problemas de metatarsalgias

El material utilizado son las vendas elásticas adhesivas de 5 cm o de 7,5 cm de ancho, en función del tamaño del pie. Este vendaje tiene la peculiaridad de que hay que hacerlo en carga (pisando el vendaje antes de cerrarlo), ya que de lo contrario pueden provocarse compresiones dolorosas y el vendaje debe retirarse sin que haya efectuado el efecto terapéutico deseado. Por debajo de este vendaje, en caso de que sea necesario, se pueden aplicar las ortesis que se crea convenientes.

CONSTRUCCIÓN

1. Se extiende la venda en el suelo o bien encima de una camilla y se pide al paciente que la pise.

1

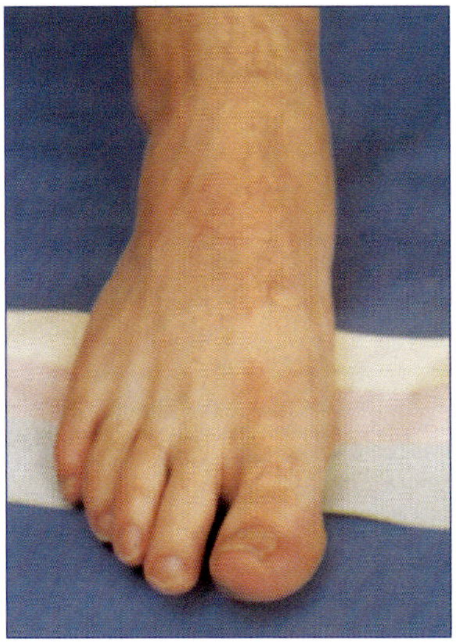

2-3. Se cierran estas tiras de izquierda a derecha o de derecha a izquierda en función de la presión que queramos realizar, interna o externa (verde).

2

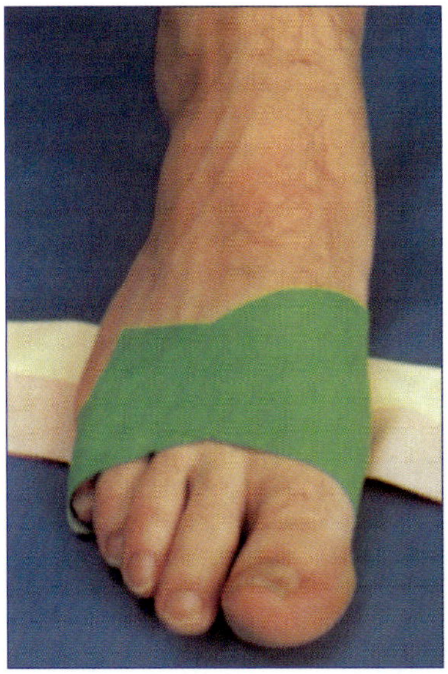

3

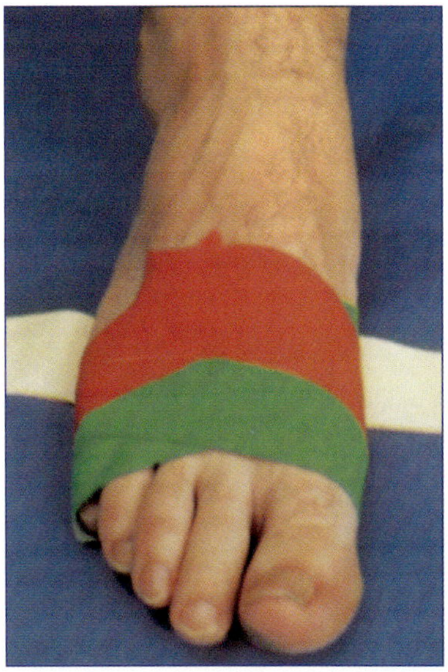

4. Normalmente, deben aplicarse dos o tres tiras con el fin de cubrir toda la región, incluyendo las articulaciones inferior y superior (amarillo).

4

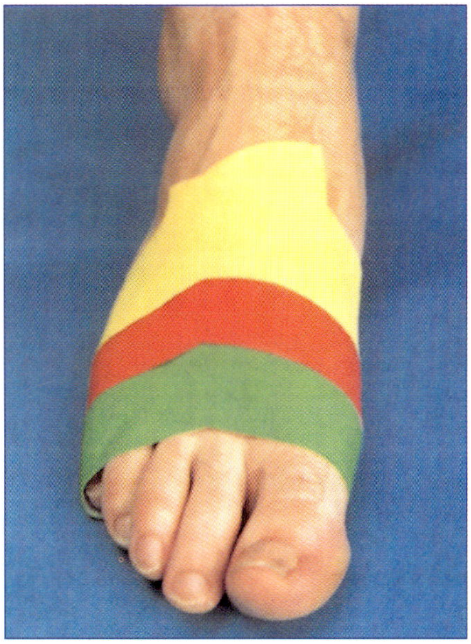

PROTECCIONES METATARSALES

1. Se llevan a cabo con foam y se utilizan debajo del vendaje de metatarsalgia. Ayudan a descargar la cabeza de un metatarsiano en:

   - Metatarsalgias
   - Descarga del arco anterior
   - Secuelas de fracturas metatarsales
   - Neuromas de Morton
   - Secuelas de fracturas por stress

1

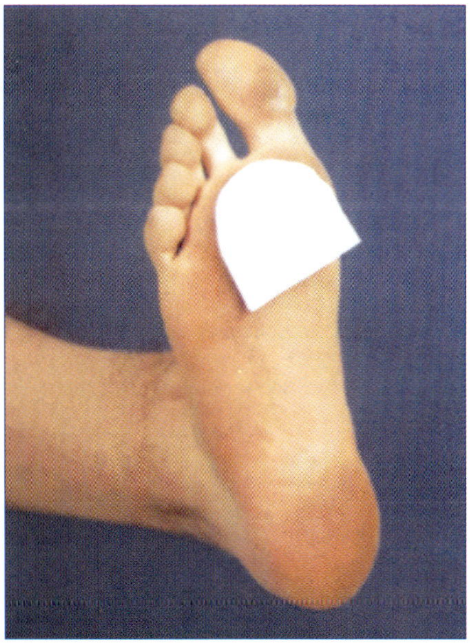

Vendaje recomendado para los problemas del calcáneo

El material utilizado es tape de 3,8 cm de anchura. Para realizar este vendaje es muy importante que la piel esté seca y posteriormente rociar con un spray adherente para lograr la mayor adhesividad del vendaje.

CONSTRUCCIÓN

1. Se coloca una tira a nivel de la base de los maléolos tibial y peroneal posterior (rojo).

1

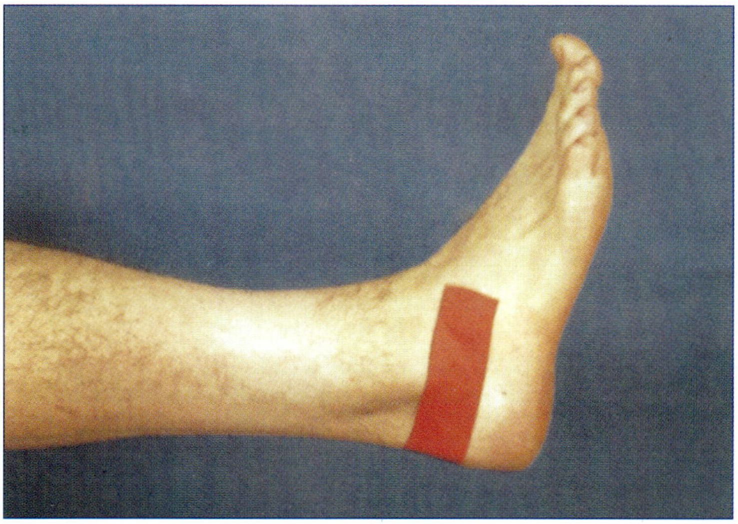

2. Una segunda tira, que va del maléolo tibial al peroneal pasando por la planta del pie (amarilla).

2

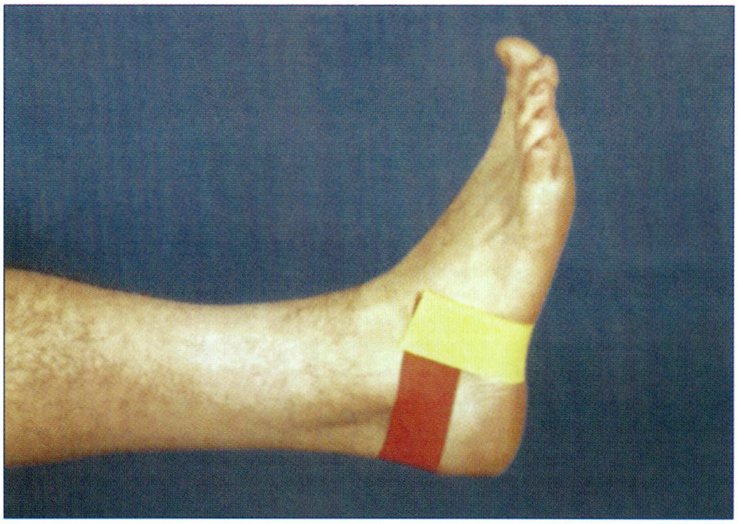

3. Cerramos el vendaje construyendo un trabajo de cestería, o sea, colocando tiras longitudinales (amarillas) y transversales (rojas) hasta el cierre total del calcáneo.

3

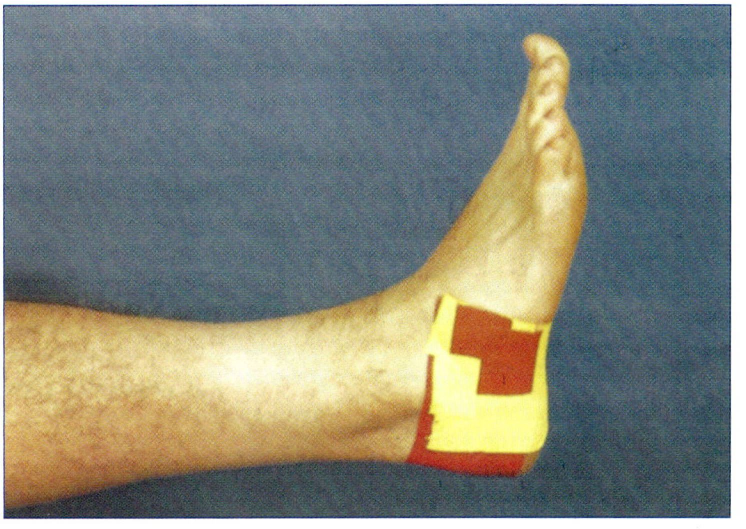

Las indicaciones principales son procesos de recuperación de roturas de Aquiles, tendinitis de expansión del tendón de Aquiles hacia el calcáneo y espolón de calcáneo.

Vendaje recomendado para los problemas del arco plantar y de la fascia plantar

El material utilizado es el de 3,8 cm o de 2 cm de anchura. Para realizar este vendaje es muy importante que el pie esté en ligera flexión plantar.

Es recomendable rociar con spray adherente el pie, para tener una mayor adhesividad del vendaje y para que quede éste más fijado.

CONSTRUCCIÓN

1. Se coloca una tira en forma circular por encima de la cabeza de los metatarsianos (roja). Debe de ser de venda elástico-adhesiva.

1

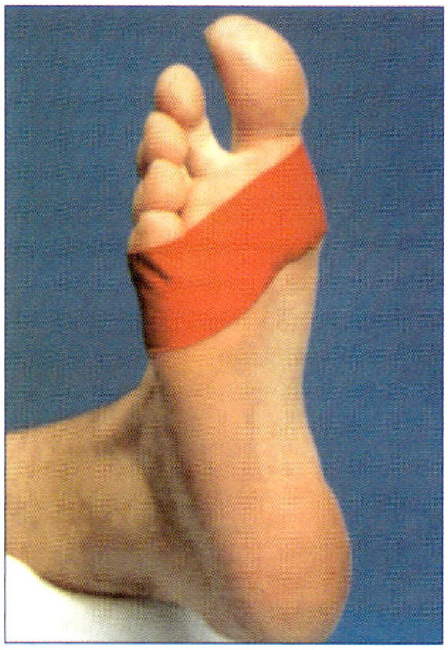

2. Se fija una tira de *tape* a nivel de la cabeza del quinto metatarsiano en forma oblicua, y se va hacia el talón, se bordea y se ancla en el borde externo de la cabeza del quinto metatarsiano (verde).

2

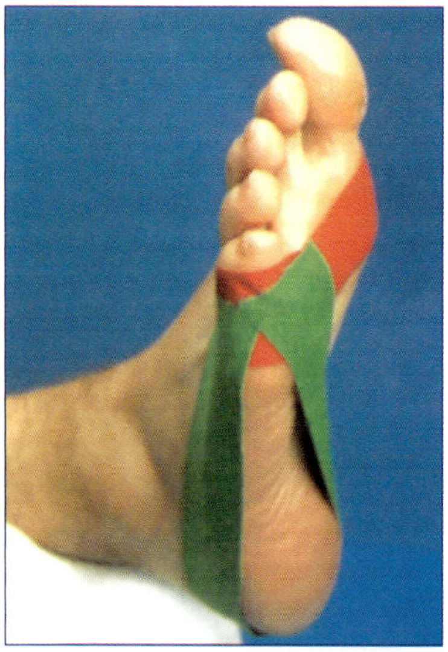

3. A continuación se realiza este paso, parecido al anterior: fijamos la tira en la cabeza del primer metatarsiano, bordeamos el talón y la fijamos en el borde externo de la cabeza del primer metatarsiano (amarillo).

3

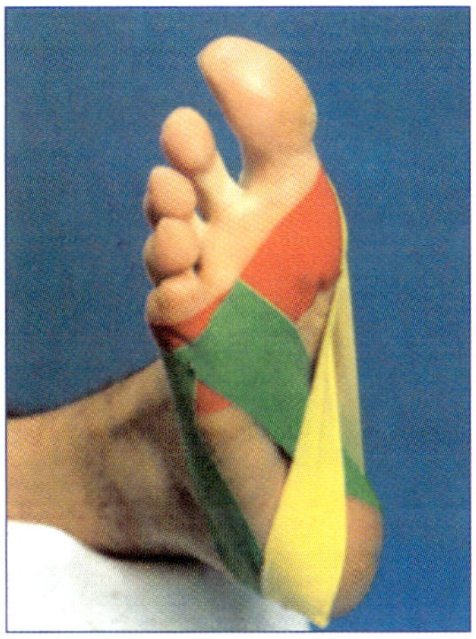

4. Realizamos otra vez el primer paso, para cerrar el vendaje por la cara plantar en su totalidad (azul).

Normalmente con dos tiras por lado es suficiente, aunque depende del peso corporal; cuanto más peso se necesitarán más tiras.

4

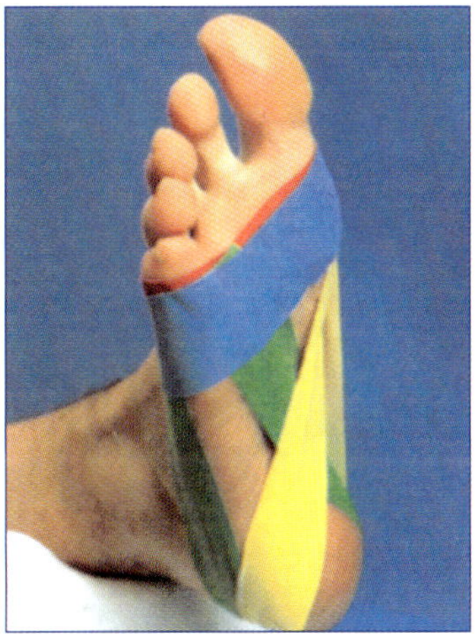

5-6. Cerramos con medias lunas de *tape* toda la planta del pie.

5

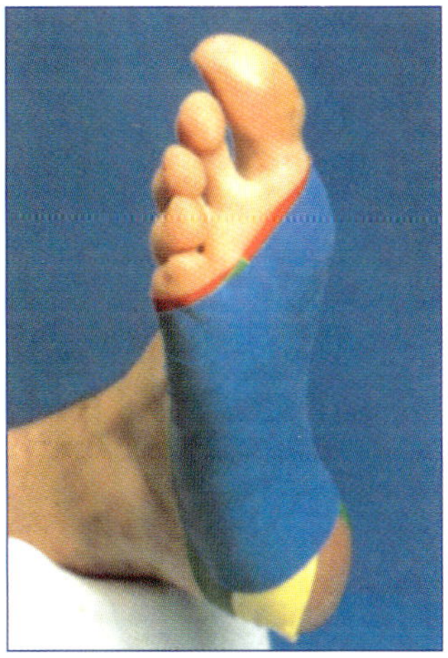

6

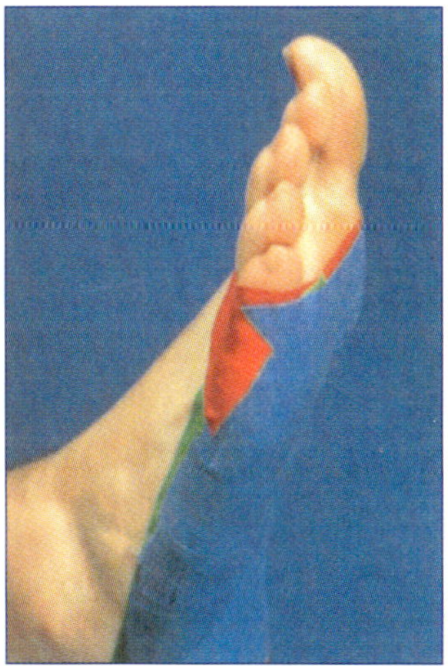

7. Y se cierra con medias lunas de *tape* en su cara dorsal si es deportivo.

7

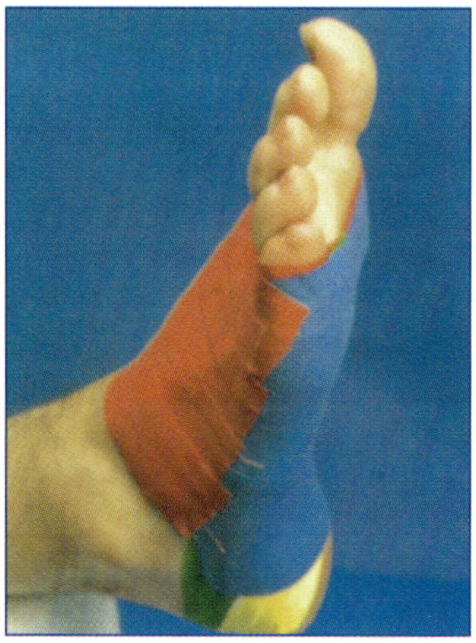

Vendaje recomendado en el deporte como prevención de distensiones de tobillo, o para proteger los tobillos laxos o inestables

Vendaje eminentemente deportivo y de inmovilización. El material utilizado es de protecciones de las caras anterior y posterior del tobillo, región aquileana, prevendaje y tape *de 3,8 cm de ancho.* ***Es muy importante la posición del pie a 90°.***

CONSTRUCCIÓN

1. Protecciones.

1

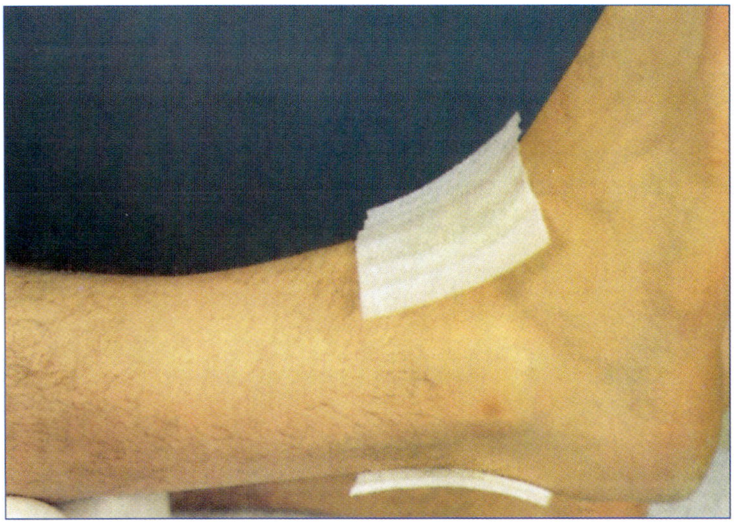

2-3. Prevendaje.

2

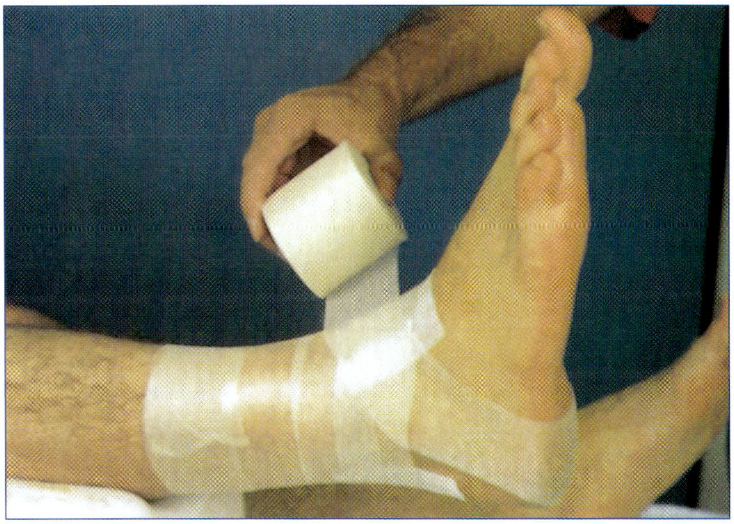

3

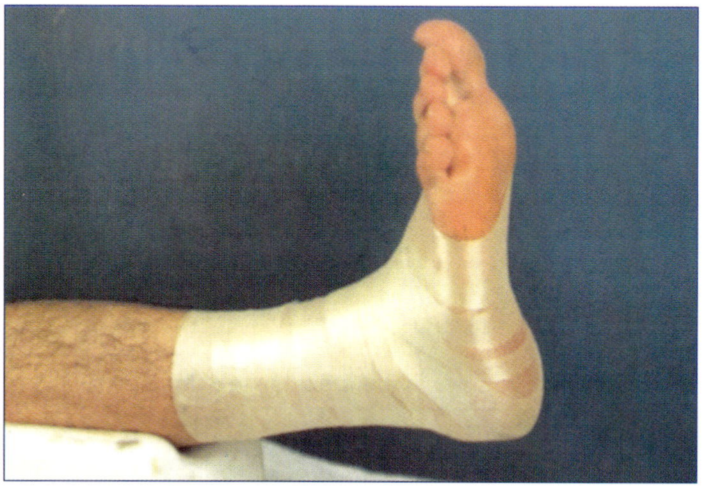

4

4. Tres tiras circulantes por la parte superior y una inferior, a la altura de la cabeza de los metatarsianos (sin compresión).

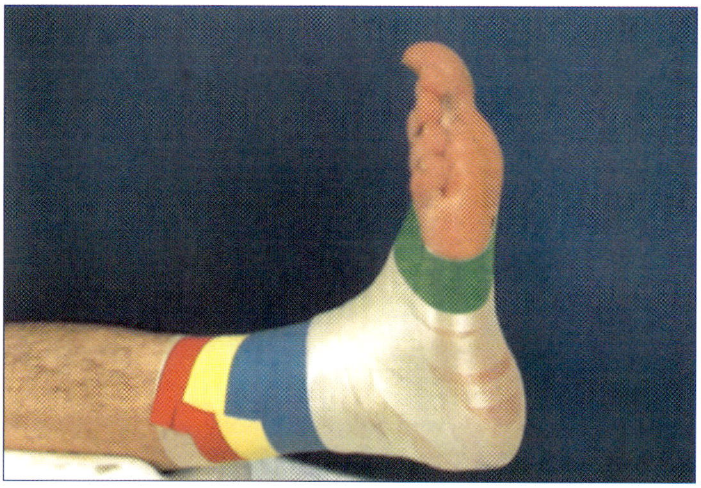

5

5. Se supone, por estudios realizados, que la mayor incidencia de lesiones de ligamentos del tobillo se da en los externos, y éstos son los que se tienen que proteger. Se fija la tira de *tape* en la parte interna y con una ligera tensión se ancla en la parte externa (rojo).

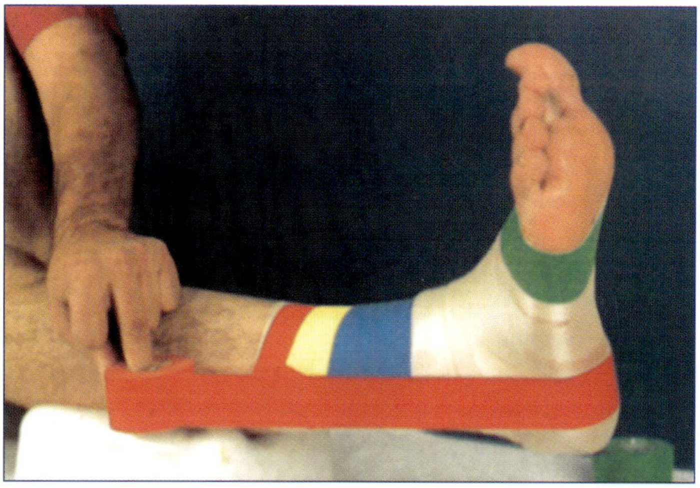

6. En plano transversal se fija en la parte interna a nivel de la primera cabeza del metatarsiano y se bordea el talón para ir a la parte externa del pie, anclándose (rojo).

6

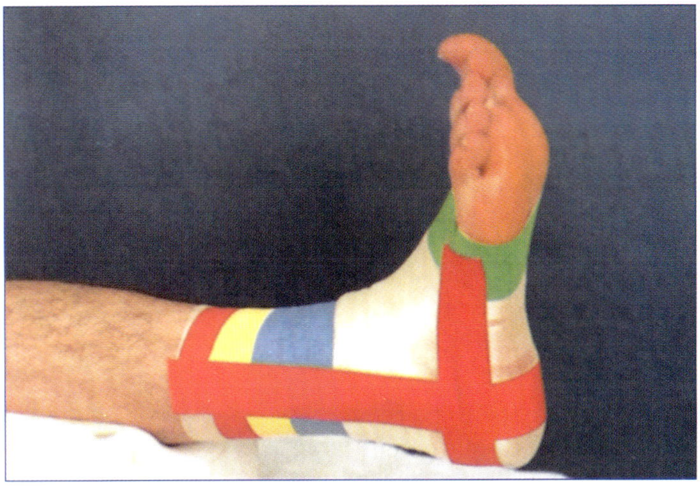

CONSTRUCCIÓN DEL VENDAJE

1. Se cruzan tiras longitudinales y transversales, hasta que quede completamente cerrado (rojo).

1

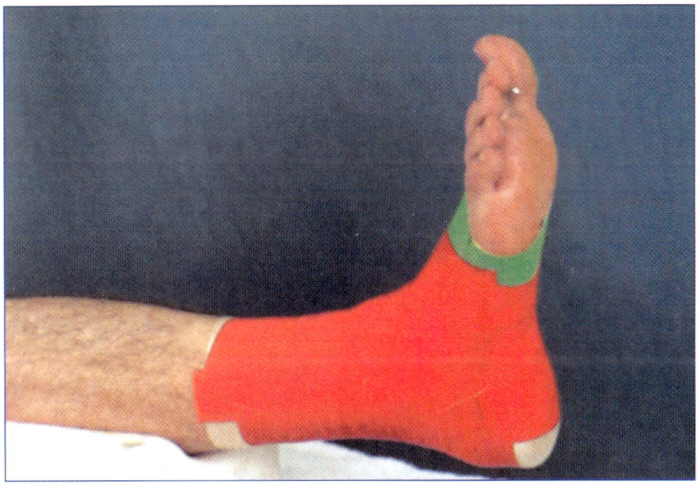

2. A continuación se realiza lo que se denomina estabilizadores del tobillo (en ochos). Fijamos el *tape* a nivel del maléolo peroneal, bordeamos la garganta del pie y nos dirigimos hacia el talón (amarillo).

2

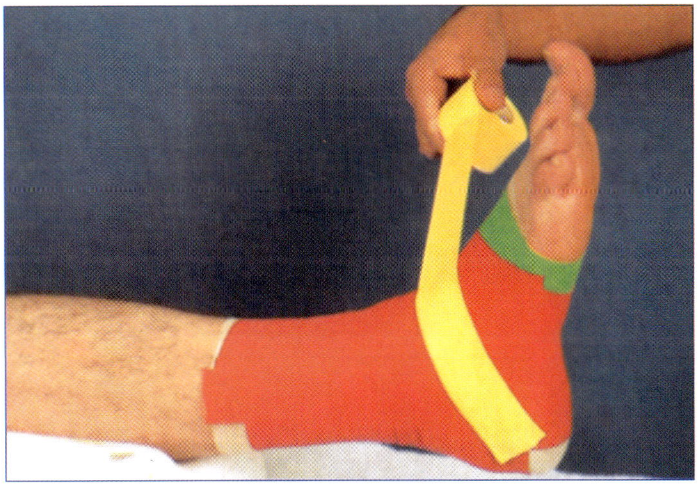

3-4. Y con una ligera tensión del *tape* se provoca una abducción forzada, volviendo a continuación a la cara anterior de la pierna.

3

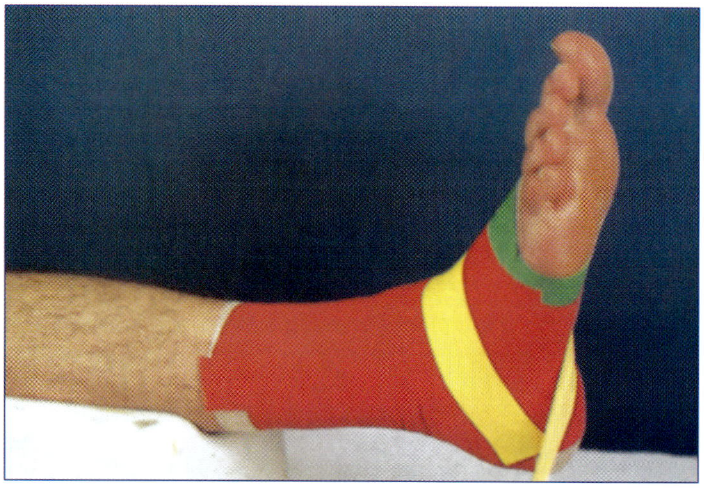

4

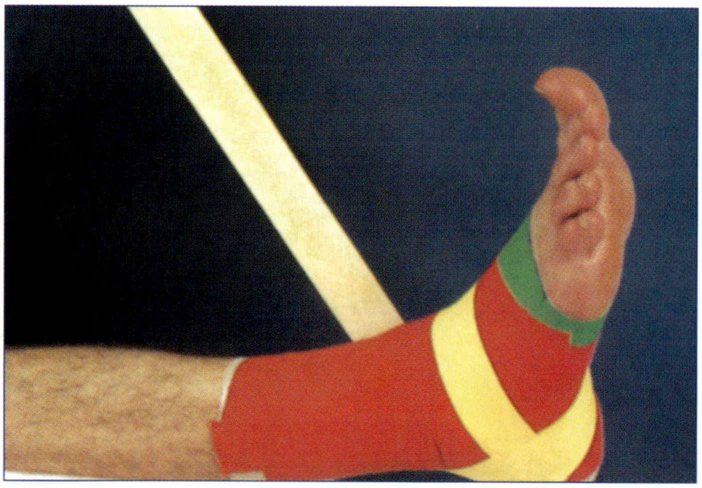

5-6. Este segundo paso se realiza partiendo del maléolo tibial, vamos hacia el talón para salir por región aquílea y anclándose en la parte anterior del pie.

5

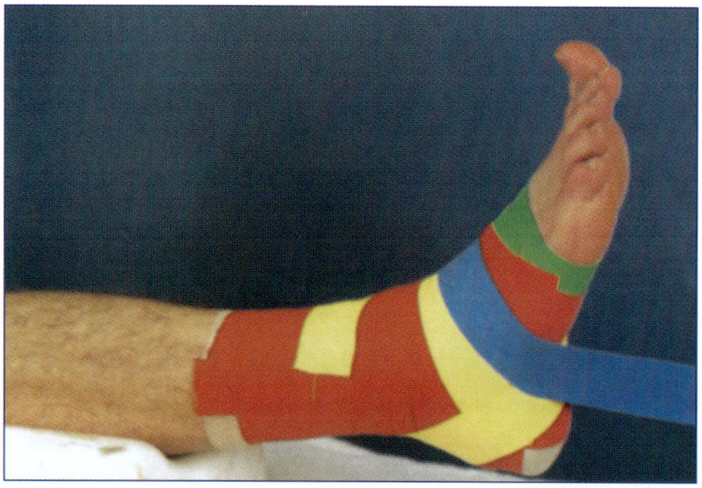

6

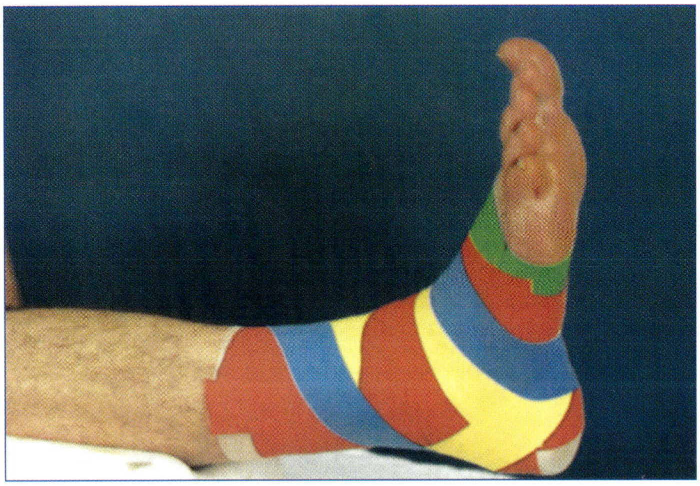

Este vendaje es de uso deportivo exclusivamente y debe retirarse al acabar el entrenamiento o la competición. Si es necesario, se coloca otro elástico de contención. A pesar de ser un vendaje rígido no da problemas en la circulación de retorno, ya que el deportista, en su actividad física constante, bombea con más rapidez.

Es normal que en caso de una torcedura este vendaje se rompa, por lo que se aconseja cambiarlo.

En deportistas que sudan mucho, a la mitad del encuentro es normal cambiarlo, ya que pierde tensión y adhesividad.

Vendaje recomendado en el deporte como prevención de lesiones de tobillo, o para proteger los tobillos con cierto grado de laxitud y con tendinitis de Aquiles

Vendaje eminentemente deportivo y en el cual se utiliza la técnica de inmovilización, presentando la novedad de dejar el tendón de Aquiles al descubierto, no cerrándolo con tape. ***Es muy importante la posición de 90° del pie.***

Material a utilizar:

- *Prevendaje.*
- Tape *de 3,8 cm de ancho.*

CONSTRUCCIÓN

1. Una tira en forma de abrazadera en tercio medio de la pierna y otra a nivel de la cabeza de los metatarsianos (rojo).

1

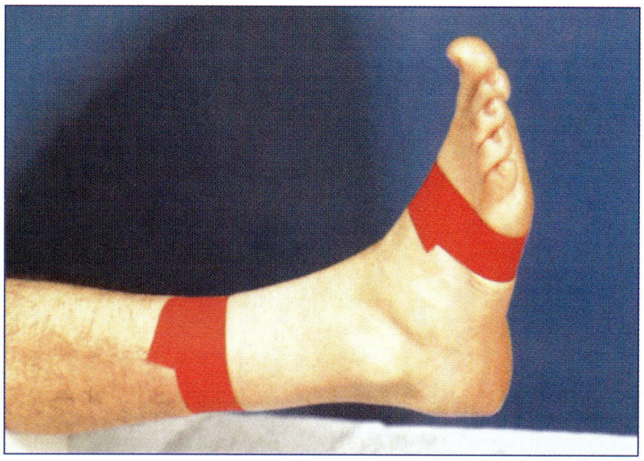

2. Tiras de *tape* fijadas en la parte interna y con ligera tensión...

2

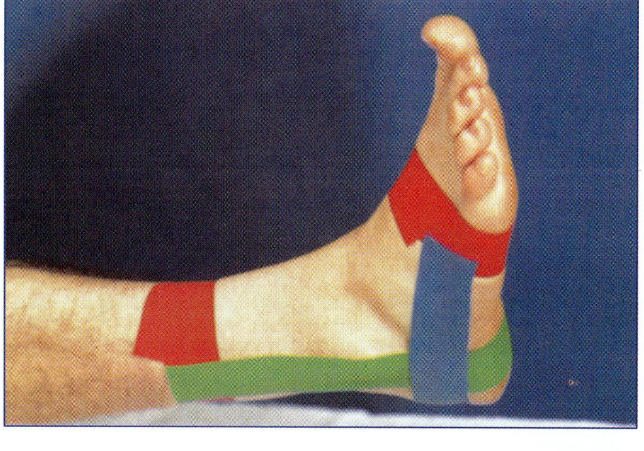

2-3-4. ...ancladas en la parte externa, provocando una ligera abducción del pie.

3

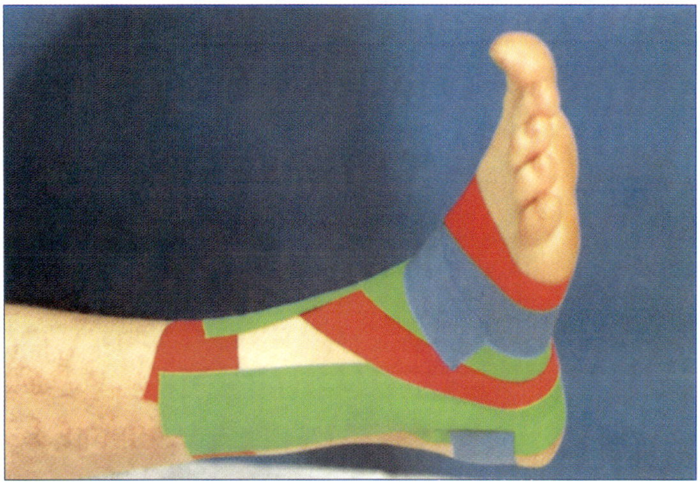

4

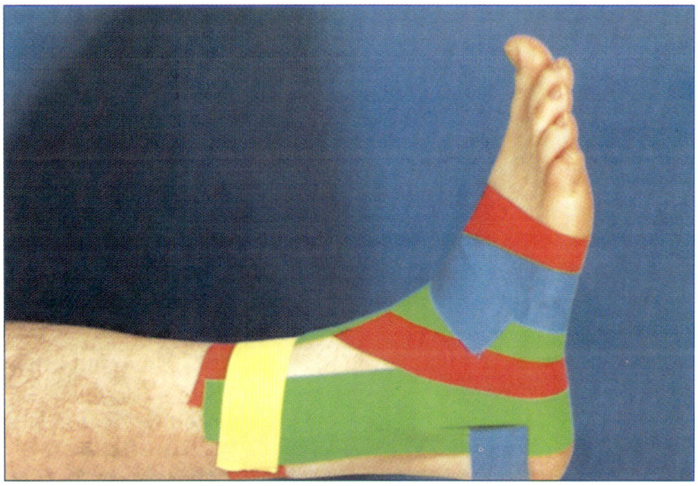

5. Cerrándolo por su cara anterior dejando el tendón de Aquiles sin compresión (amarillo).

Puede cerrarse, si se desea, con venda elástica cohesiva.

5

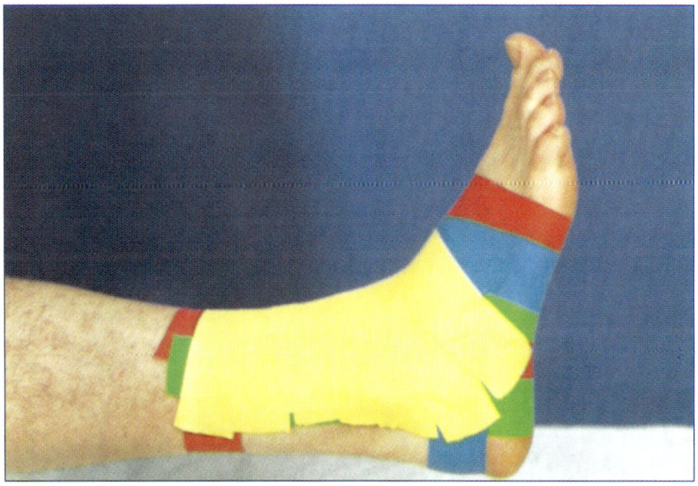

Vendaje especial de tobillo (sin compresión frontal) utilizado con frecuencia en EE.UU., denominado basket-weave

Vendaje de semiinmovilización rígido, eminentemente deportivo.
El material que utilizamos es tape *de 3,8 cm.*
Se puede utilizar prevendaje, aunque es recomendable rasurar antes la zona a vendar y posteriormente rociarla con spray adherente.

CONSTRUCCIÓN

1. Se realiza como las anteriores de tobillo: una o dos tiras de *tape* a nivel del tercio inferior de la pierna, sin cerrar (rojo), y a nivel de cabeza de metatarsianos, sin cerrar (rojo).

1

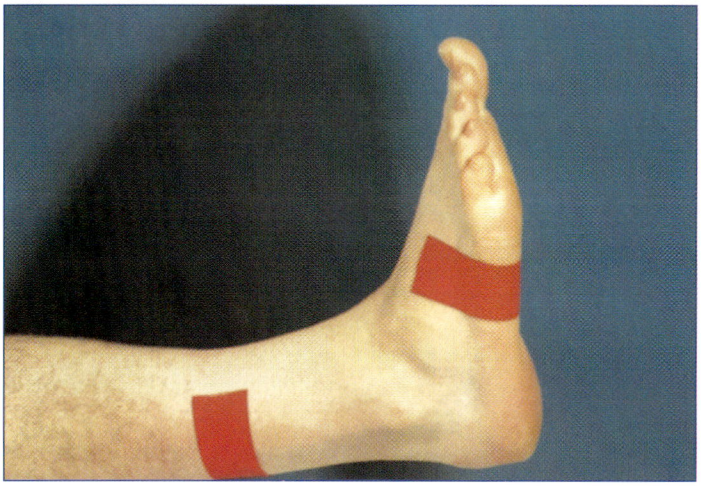

2-3. Tiras ancladas en la parte interna, para fijarse en la externa (verdes), y otras transversales (rojas), sin cerrar el vendaje.

2

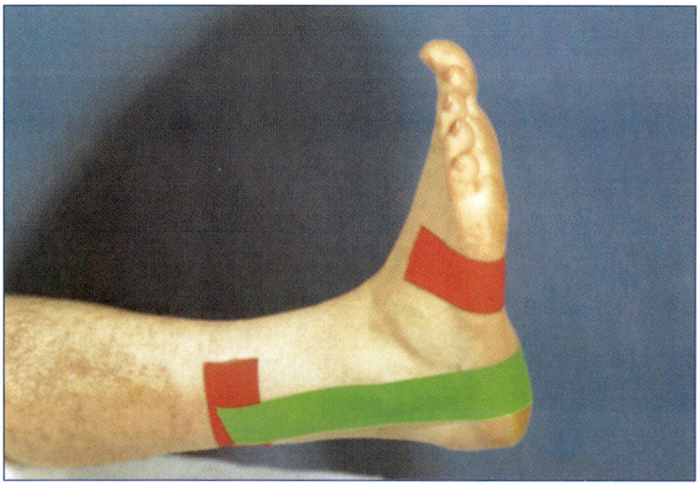

3

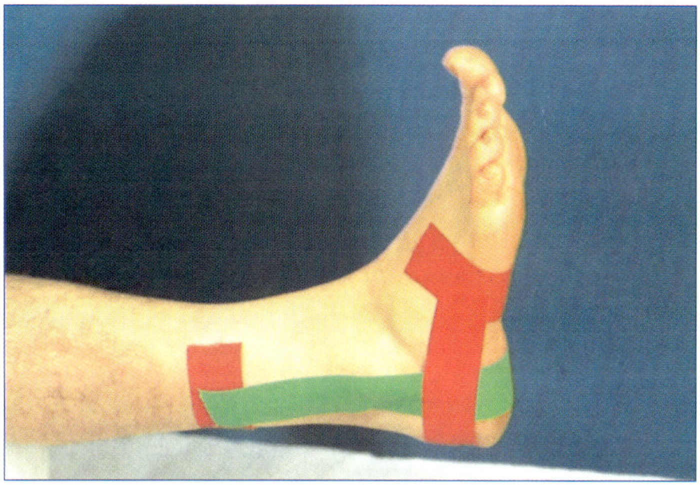

4

4. Realizamos la construcción sin cerrar por la parte anterior.

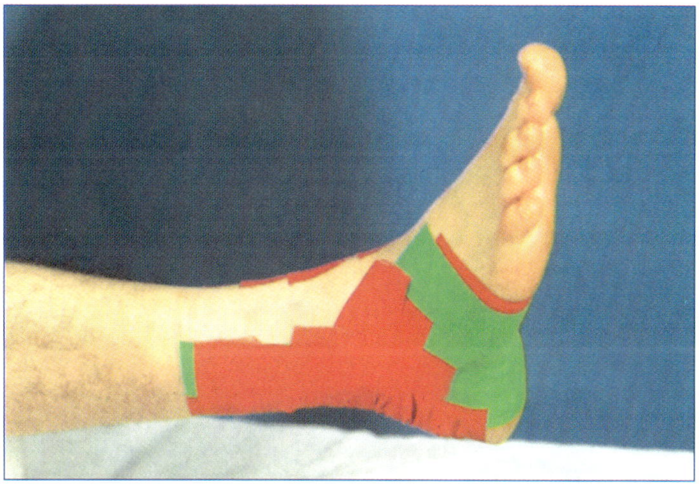

5

5. Cerramos en tiras longitudinales las puntas de *tape* de la parte anterior (verde). Puede cerrarse, si se desea, con venda elástico-adhesiva cohesiva.

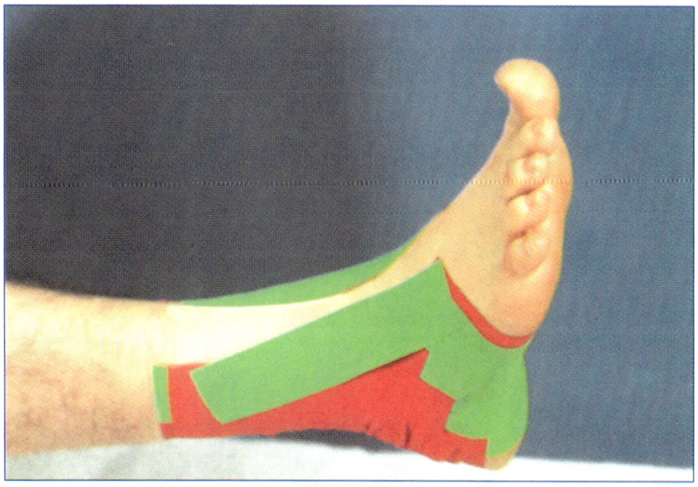

Vendaje recomendado para distensiones de primer grado de tobillo (vendaje clínico/terapéutico)

Vendaje eminentemente clínico/terapéutico. El material utilizado es venda elástica adhesiva/cohesiva. Si se emplea venda elástica adhesiva se recomienda prevendaje, y en caso de que haya edema, protecciones en los maléolos con foam (artifoam).

1. Protección en "U". Parte externa
   Protección en "L". Parte interna
   Se colocan antes del prevendaje.

1

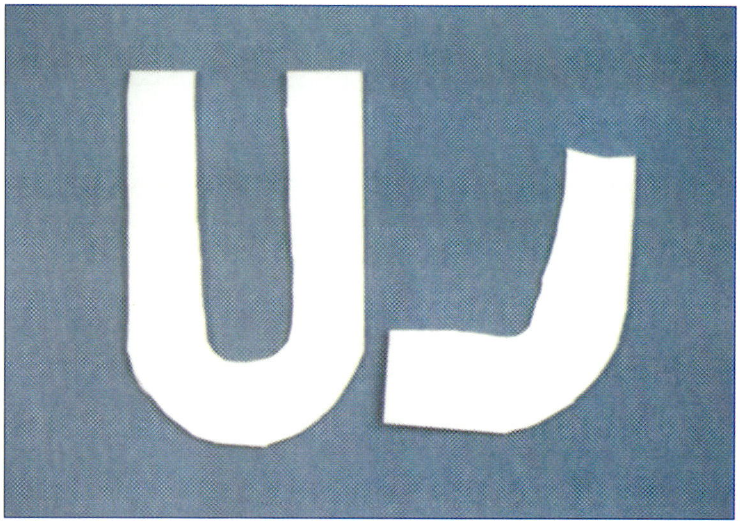

CONSTRUCCIÓN

1. Supongamos que la lesión está en los ligamentos externos.

a) Colocamos la protección en "U" y "L", si hay edema.

b) Prevendaje.

c) Iniciamos la construcción fijando la venda al nivel de la base del maléolo peroneal.

1

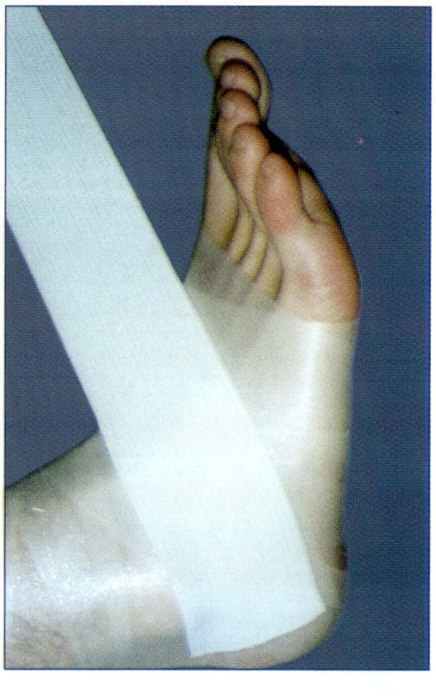

2

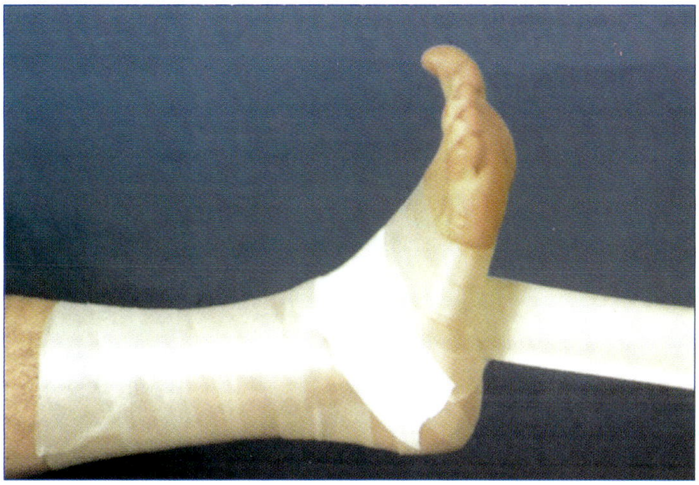

2. Bordeamos la garganta del pie para ir a buscar el calcáneo por su parte interna.

3

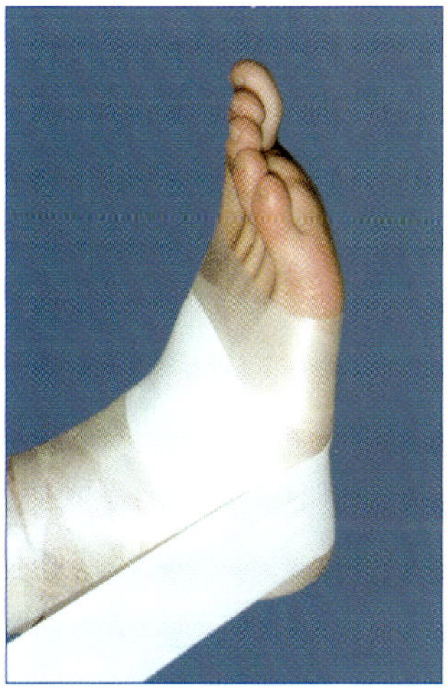

3. Vamos a buscar de nuevo el maléolo peroneal y cruzamos con esta vuelta el punto de inicio, yendo por detrás del tendón de Aquiles.

4

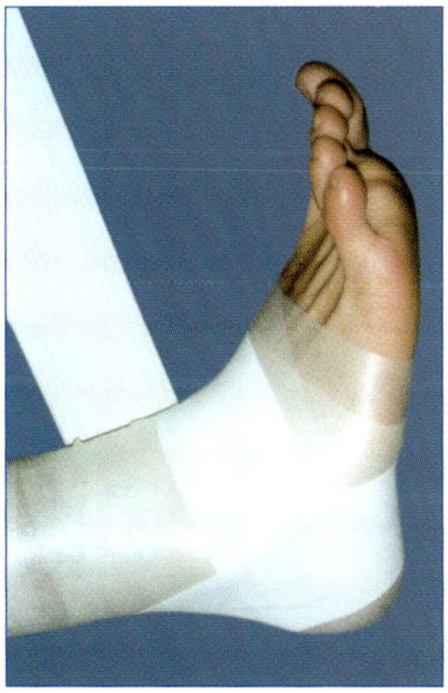

5

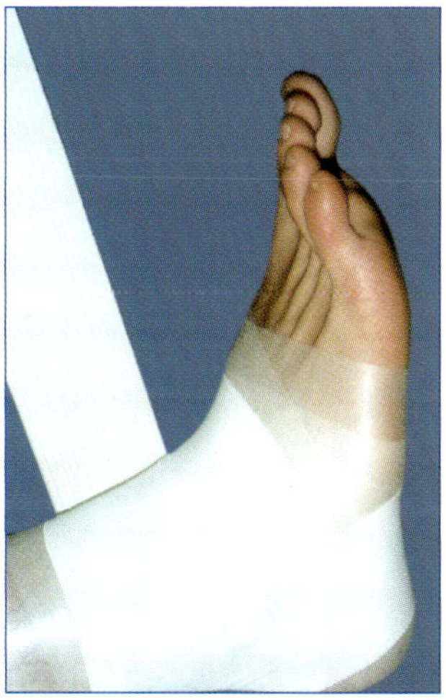

4-5. Una vez hemos subido por detrás del tendón de Aquiles, realizamos una vuelta circular sin compresión a nivel del tobillo.

6. Una vez hemos bordeado el tobillo, bajamos a la planta del calcáneo.

6

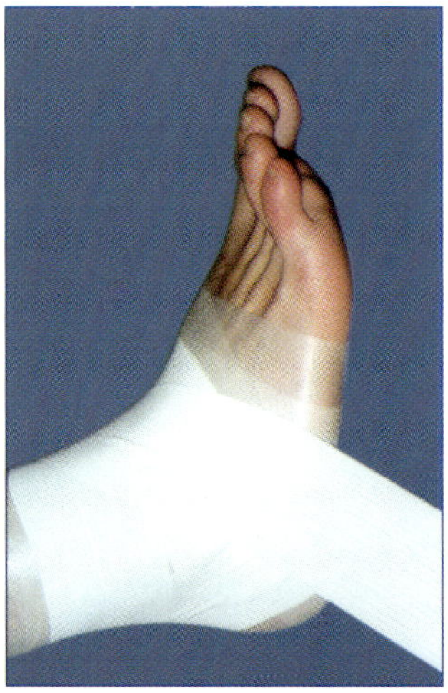

7. Subimos por el maléolo tibial y seguimos por región aquileana y aparecemos en la cara anterior del pie.

7

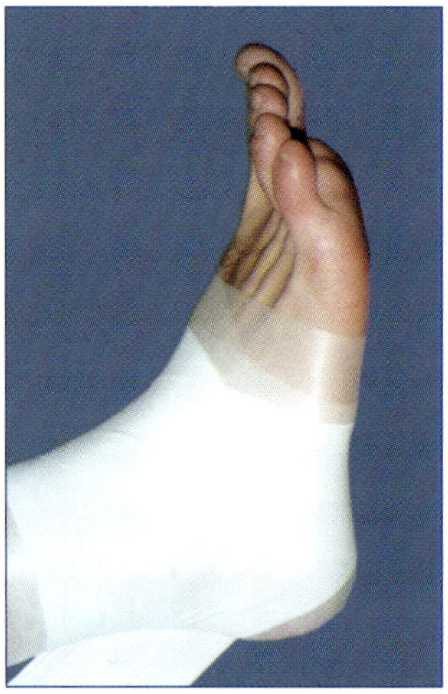

8-9. Bordeamos de nuevo el tobillo por su garganta y encaramos la venda para bajar a la planta del calcáneo.

8

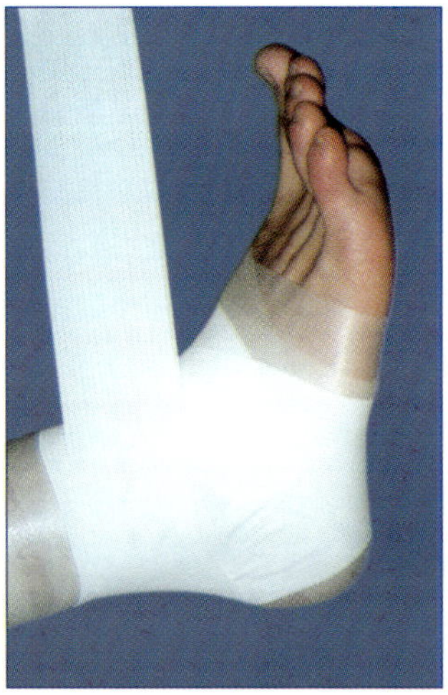

9

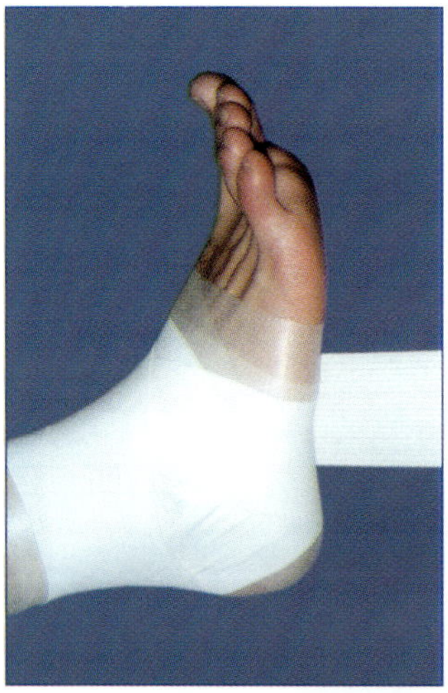

9. Cortamos por la mitad la tira de subida y traccionamos las dos tiras para realizar una adducción semiforzada.

9

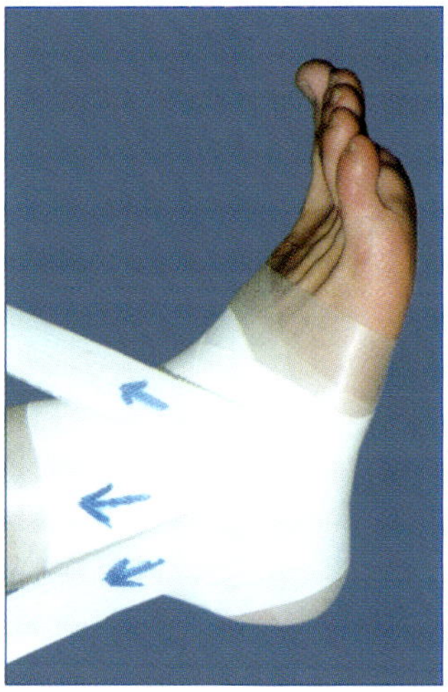

10. Cerramos las dos tiras, como si fueran una abrazadera a nivel del tobillo y cerramos el vendaje.

10

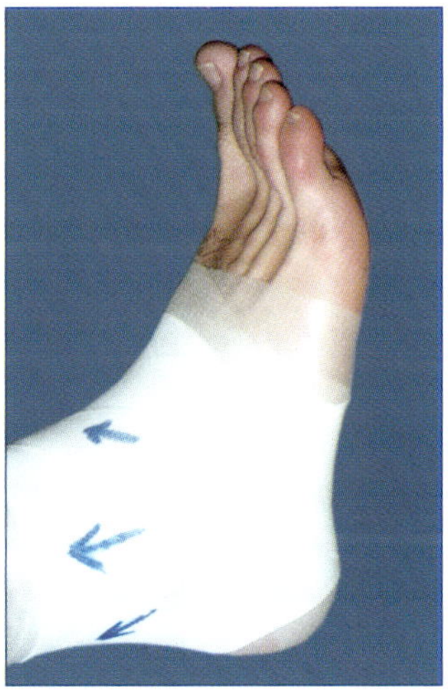

Vendaje para distensiones de primer grado de tobillo. Técnica mixta de uso deportivo y clínico

CONSTRUCCIÓN

1. Una vez realizado el vendaje con técnica blanda, es decir, con venda elástico-adhesiva, colocamos tres tiras de *tape* de 3,8 cm ancladas en la parte interna y fijadas en la parte externa (azul, roja, verde), y una tira en la parte superior del vendaje (amarilla) para cerrar las tiras colocadas con anterioridad.

1

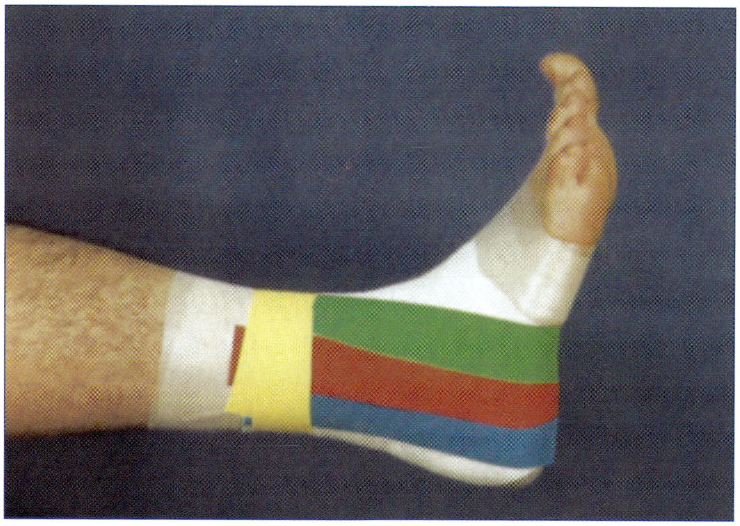

Vendaje recomendado para la limitación de la flexión dorsal del pie

Vendaje que inhibe la flexión dorsal del pie. Se puede construir con venda elástica adhesiva sin prevendaje, y entonces es eminentemente clínico y deportivo, o bien con tape, *siendo sólo deportivo.* ***La posición del pie será de 90°.***

CONSTRUCCIÓN

1. Posibilidad de la construcción con venda elástica adhesiva.

   Colocamos un vendaje circular a nivel del tercio inferior de la pierna, con una compresión moderada, y luego una segunda abrazadera a nivel de la región metatarsal con la misma compresión.

1

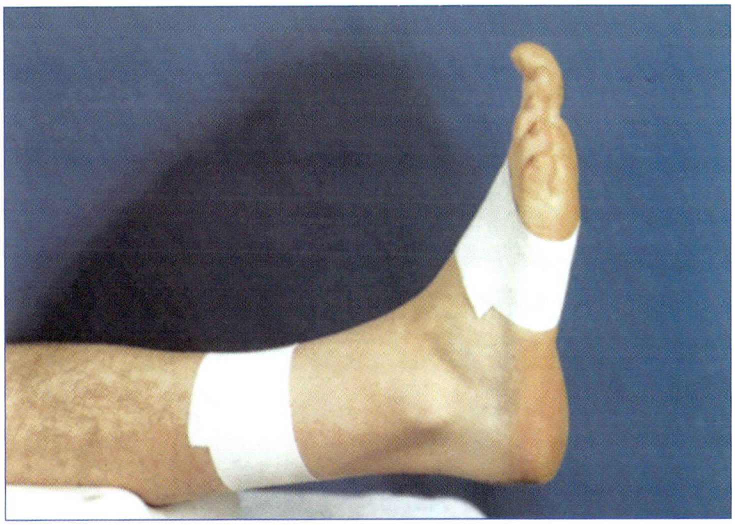

2. Rasgamos por sus extremos una tira de venda elástica adhesiva.

2

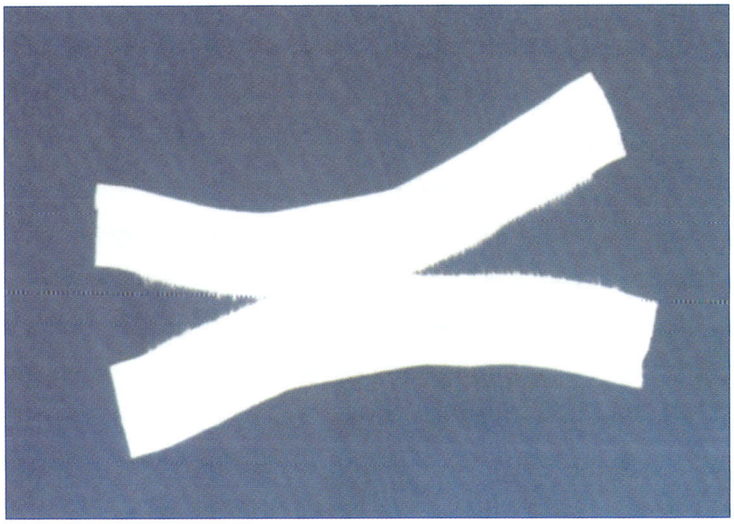

3. Anteriormente hemos cortado por la mitad y en ambos extremos una tira de venda elástica adhesiva, que ahora desgarramos unos 3 cm. Como veremos también en otros vendajes, estos extremos cortados los utilizaremos como abrazaderas para sujetar el vendaje.
La tensión con la cual ponemos esta tercera tira es importante, ya que en su flexión el pie no puede sobrepasar los 90°.

3

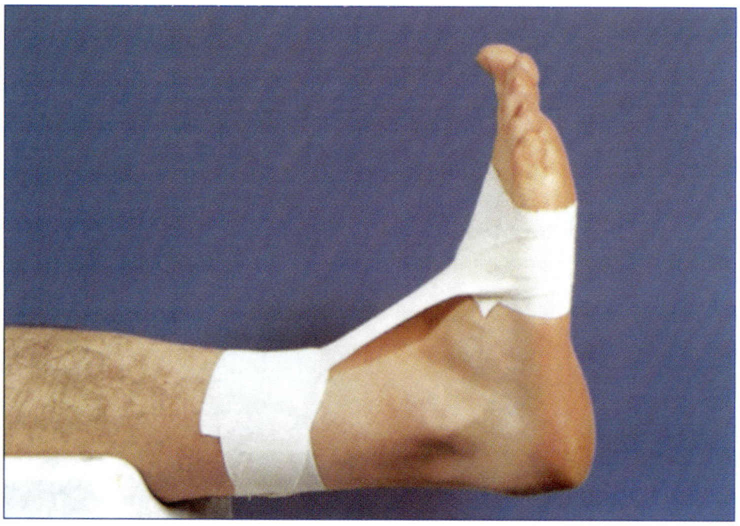

SEGUNDA OPCIÓN

1. Colocamos tres tiras de *tape* a nivel del tercio inferior de la pierna y otras tres a la altura de la región metatarsiana, sin excesiva compresión.

1

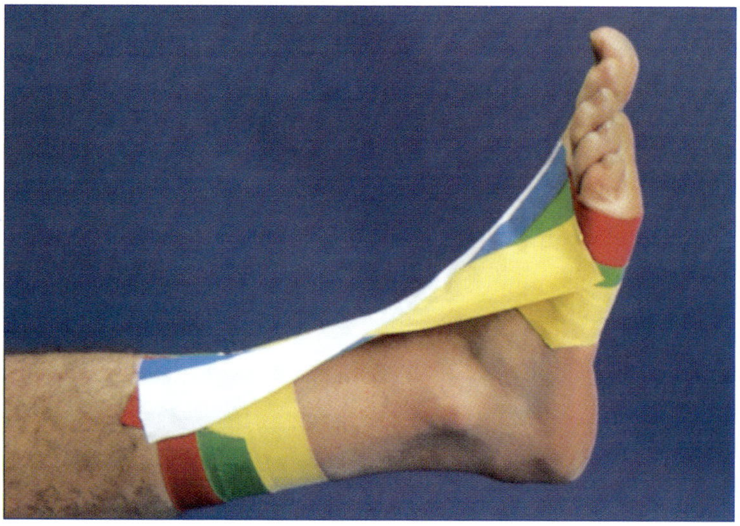

2. Colocamos el pie a 90°.

   Disponemos otras tres tiras según el trayecto que se indica:
   - Tira amarilla, que va desde la cabeza del quinto metatarsiano al tercio inferior de la cara interna de la pierna.
   - Tira azul, del trayecto con tensión frontal, que va desde la cabeza del tercer-cuarto metatarsiano a la cara anterior de la tibia.
   - Tira blanca, que va desde la cabeza del primer metatarsiano a la cara externa de la pierna.

2

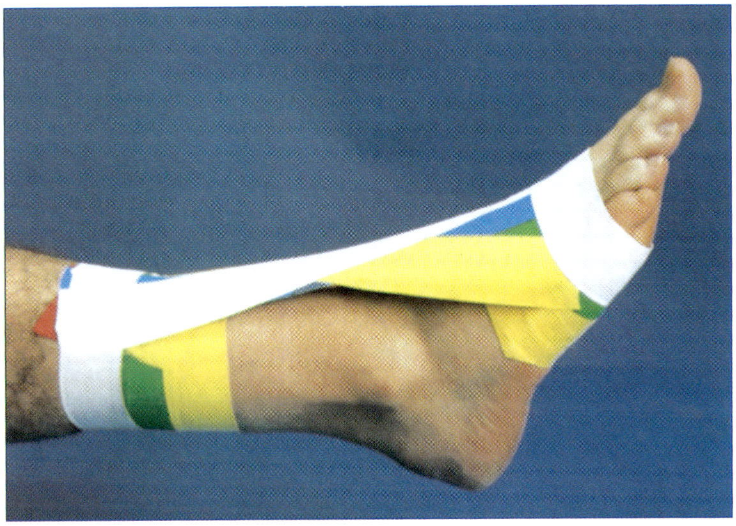

PATOLOGÍAS MÁS COMUNES PARA LAS QUE SE UTILIZA ESTE VENDAJE, SOLO O ASOCIADO A LOS DEL TOBILLO

- *Shin splint.*
- *Impingeman* antero-anterior del pie.
- Compresión tibio-astragalina anterior.
- Dolores etiológicos de la sindesmosis tibio-peronea anterior.
- Tendinitis del tibial anterior.

Estos vendajes se pueden cerrar con vendas elásticas adhesivas o cohesivas.

Vendaje recomendado como prevención y tratamiento de las lesiones del tendón de Aquiles

También se puede utilizar este vendaje ampliado (subiéndola a nivel de meseta tibial) en problemas de la región gemelar.
Vendaje eminentemente de descarga. La técnica utilizada es la de contención.
Trabajaremos con material elástico adhesivo.
Se recomienda la no utilización de prevendajes, ya que la tensión que necesitamos de este vendaje haría que éste resbalara y perderíamos todo efecto terapéutico. El pie ha de estar colocado en ligera flexión plantar.

CONSTRUCCIÓN

1. Se colocan tiras circulares de venda elástica adhesiva a nivel del tercio medio de la pierna y a nivel de los metatarsianos.

1

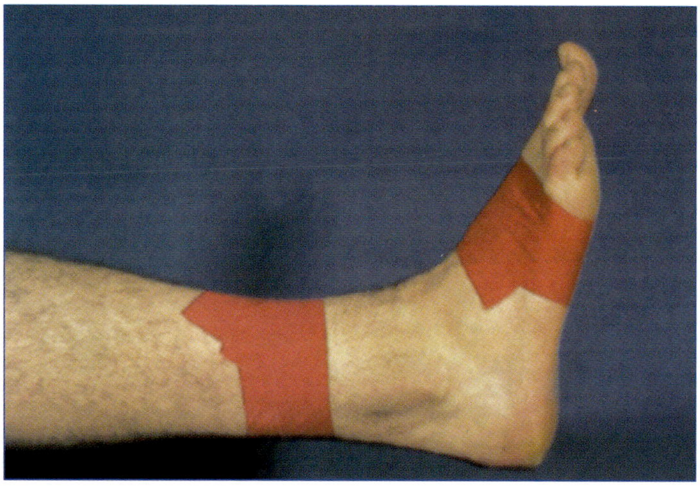

2. Rasgamos por sus extremos una tira de venda elástica adhesiva.

2

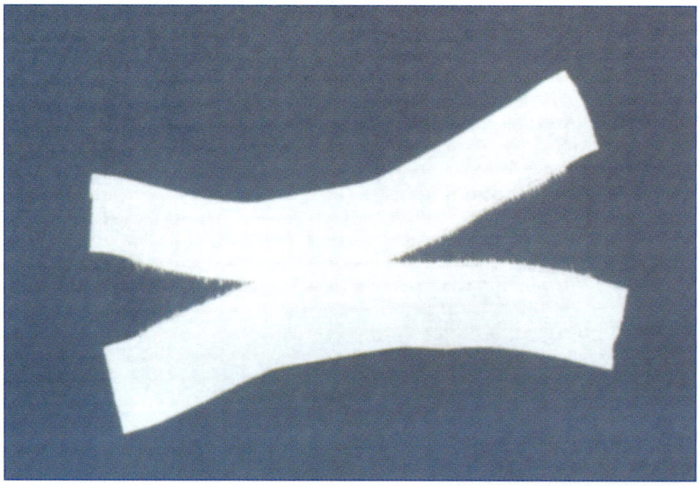

3

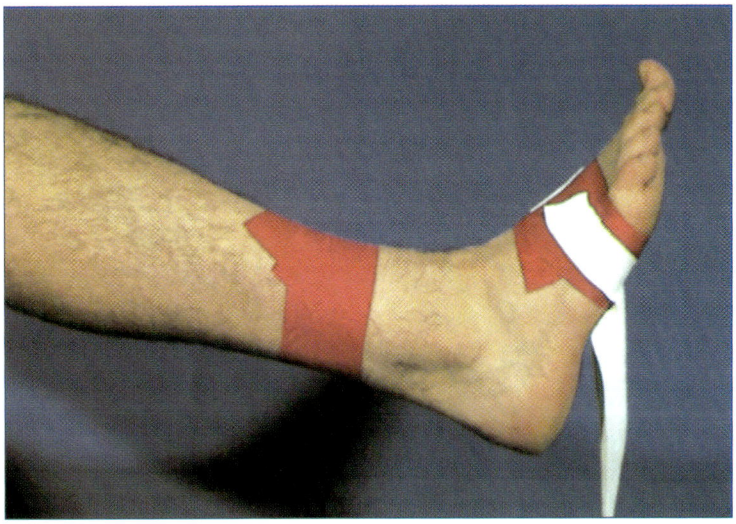

3. La tensión del tendón de Aquiles es dolorosa cuando se sobrepasan los 90° en flexión dorsal, por lo que el pie tiene que estar colocado en una posición inferior. Lo ideal son 70 u 80° (-20° de flexión plantar). Se coloca una tira de venda elástica adhesiva fijada en la región metatarsiana y que vaya subiendo paralela al tendón.

4

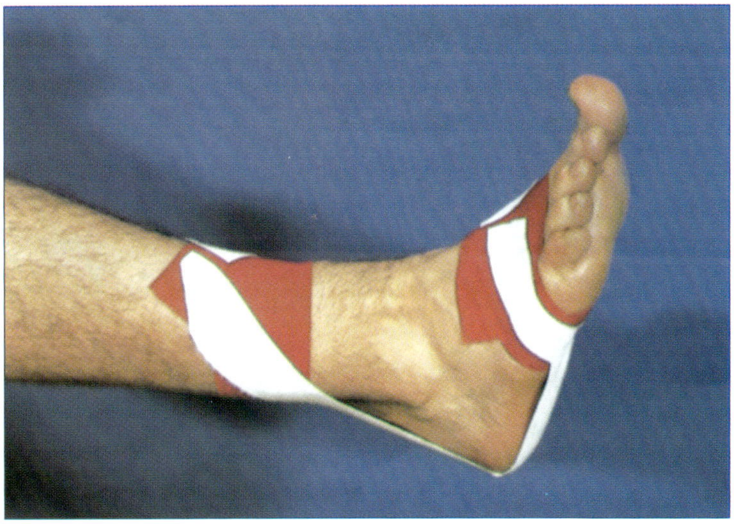

4. Las siguientes tiras se fijan en el tercio inferior de la pierna quedando el pie en posición neutra (90° con respecto al suelo).

Este vendaje se puede dejar abierto, como se muestra en las ilustraciones, o bien se puede cerrar con una venda elástica. La ventaja de dejarlo abierto es que permite cualquier tratamiento con electroterapia que se nos indique, ya que hay suficientes ventanas para realizarlo. En caso de que el problema estuviera en la región gemelar, el vendaje lo subiríamos hasta el borde inferior de la rodilla, pero la construcción del vendaje no diferiría.

VARIANTE PARA DEPORTE

1-3. Este vendaje lo colocaremos directamente encima de la piel.

1

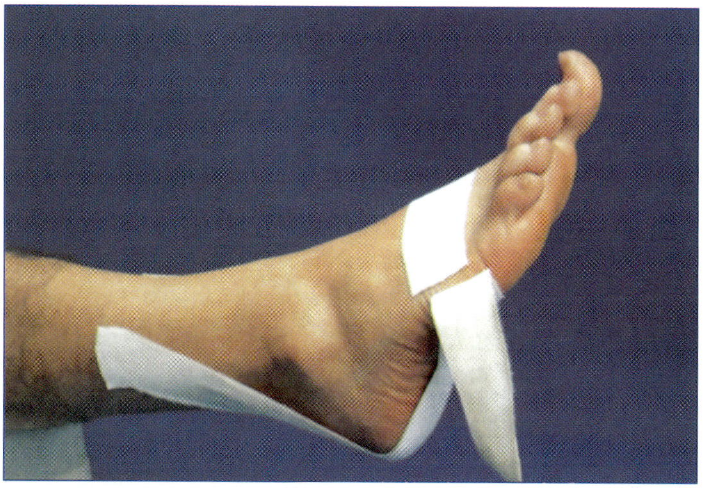

2

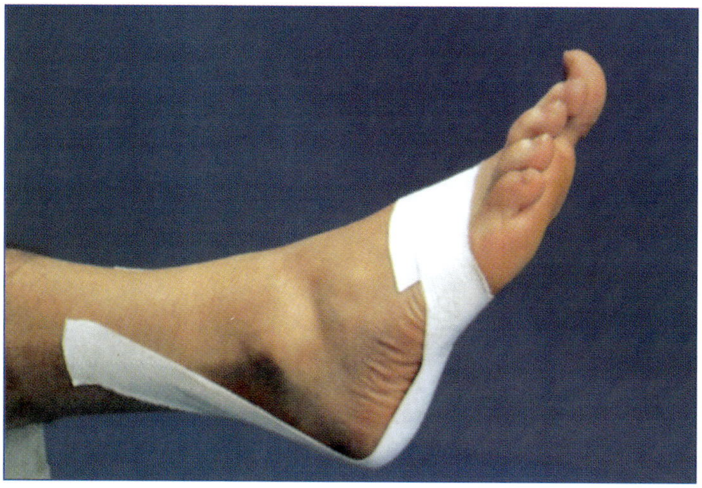

3

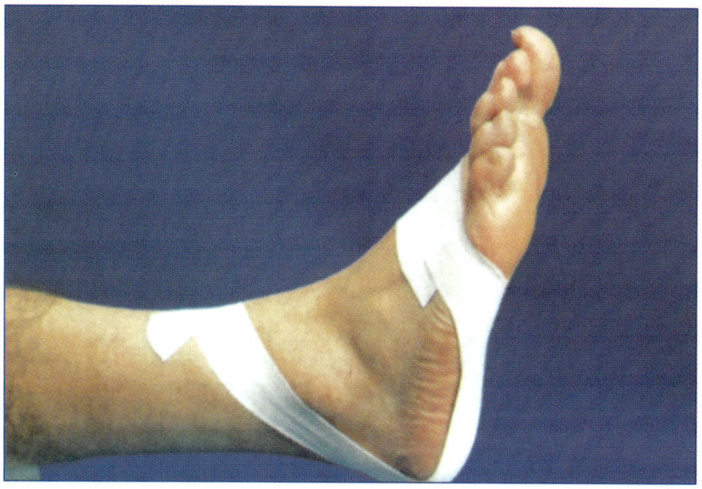

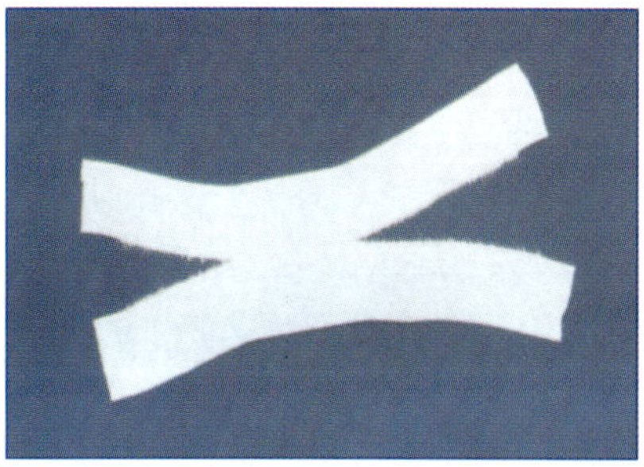

Vendaje recomendado para problemas de la musculatura gemelar (roturas de fibras, síndrome de "la pedrada")

Es una técnica deportiva y clínica. Se realiza con venda elástica adhesiva. Puede colocarse prevendaje en pacientes clínicos, pero no en deportistas. La técnica de la construcción es como la del Aquiles, pero subida hasta la meseta tibial. La rodilla ha de estar en semiflexión.

CONSTRUCCIÓN

1. Desgarramos por sus extremos una venda elástica adhesiva.

   La primera fijación se realiza a la altura de la meseta tibial. Las dos patas que quedan después del desgarro las utilizamos como abrazaderas.
   Con el otro extremo hacemos lo mismo, pero a nivel del pie, en la región metatarsiana. Es importante que esto se realice con buena tensión.

   Este vendaje se puede dejar abierto o cerrarlo con venda cohesiva.

1

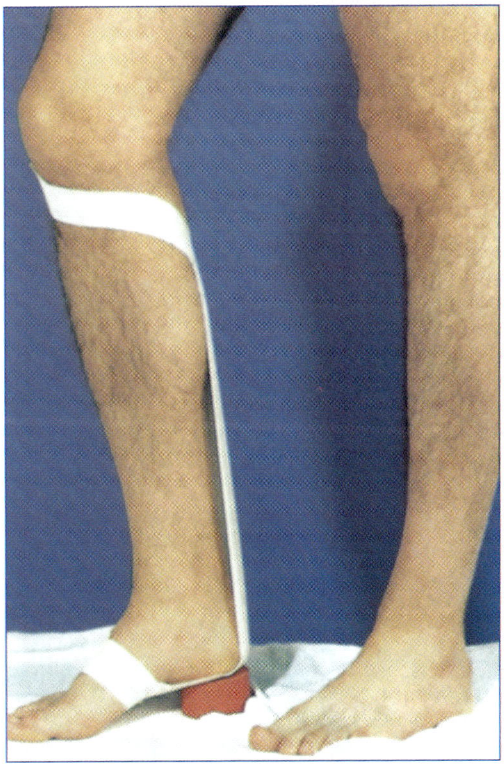

Vendaje recomendado para la periostitis

Este tipo de vendaje se puede realizar con tape *y su uso es sólo para el deporte, o bien con venda elástica adhesiva, en este caso para uso clínico/terapéutico.*
La técnica que utilizaremos para construirlo es la de tiras. Este vendaje se ha de realizar directamente encima de la piel, o sea, que depilamos la zona que se ha de tratar o bien la rociamos con spray adherente. El vendaje ha de ir siempre cuatro dedos por encima y cuatro por debajo del punto de dolor o de la zona dolorosa.

CONSTRUCCIÓN

1. Diferenciamos las dos zonas de dolor más frecuentes, el reborde señalado en verde o el reborde marcado en rojo.

1

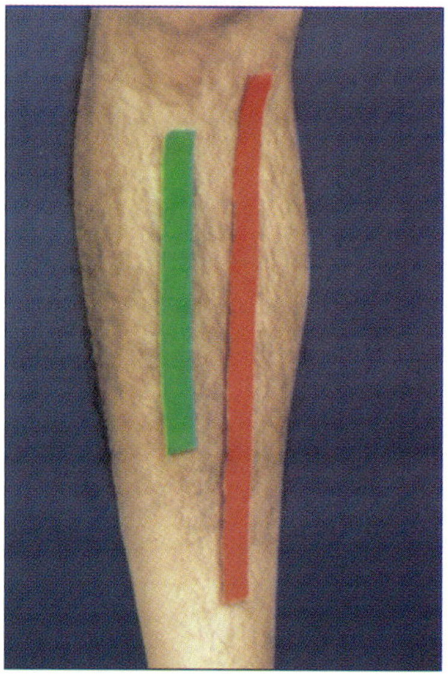

2-3. Cuando el dolor está localizado en el reborde verde, las tiras de *tape* han de colocarse siguiendo la dirección de las agujas del reloj, como se indica con *tape* azul.

2

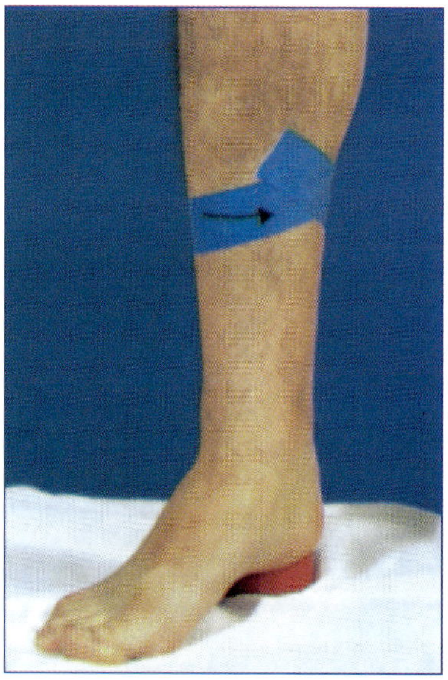

3

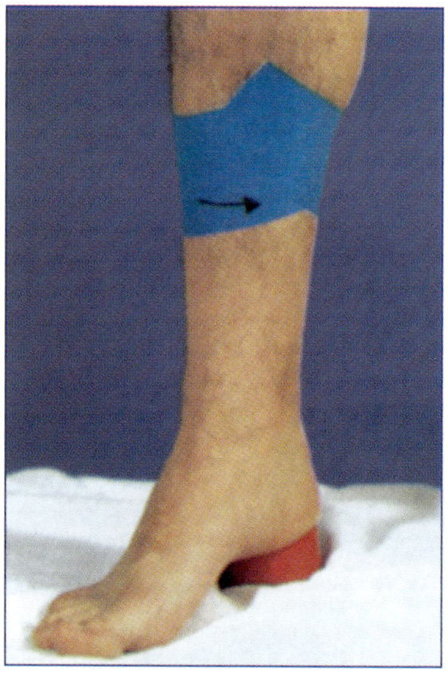

4-5. Cuando el dolor está localizado en el reborde rojo, las tiras de *tape* o venda elástica adhesiva han de seguir la dirección contraria a la de las agujas del reloj (se indica con *tape* rojo).

4

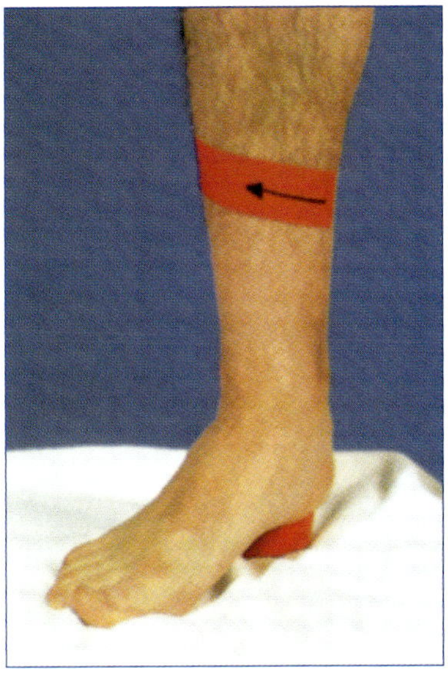

5

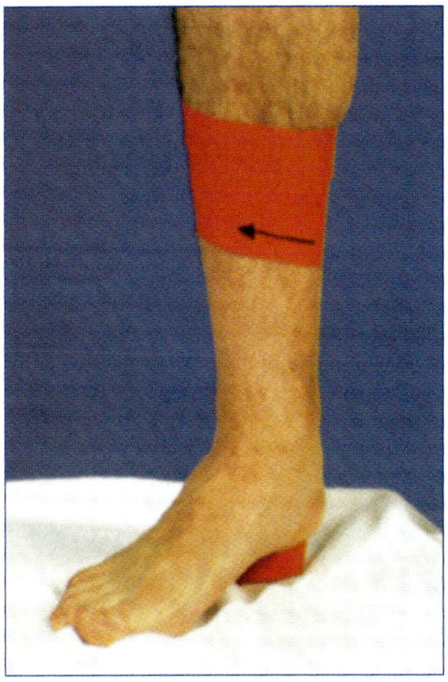

Vendaje recomendado para estabilización de la rodilla y tratamiento de distensiones de ligamento lateral interno/externo, unilateral o bilateralmente

Vendaje fundamentalmente de descarga, se realiza con venda elástica adhesiva directamente encima de la piel para una mayor consistencia, aunque puede hacerse con prevendaje. Si se aplica directamente encima de la piel, efectuaremos una depilación o rociaremos la zona con spray adherente. Las tiras longitudinales han de realizarse con una tensión importante. No hay que comprimir la rótula; ésta ha de estar libre. Tampoco hay que comprimir el hueco poplíteo. La rodilla debe estar en ligera semiflexión.

CONSTRUCCIÓN

1. Vendaje circular a nivel del tercio medio del cuádriceps y de la región gemelar.

1

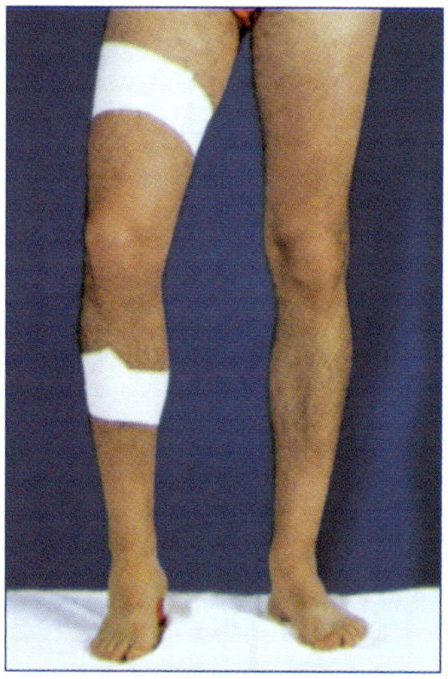

2-3. Si el problema está en el ligamento lateral interno, fijamos la tira a nivel del vasto externo, pasando por la zona del ligamento lateral interno, bordeamos la región gemelar y cerramos.

Fijamos en la cara interna del muslo para pasar por la zona del ligamento lateral interno y fijamos en la cara externa de la pierna.

2

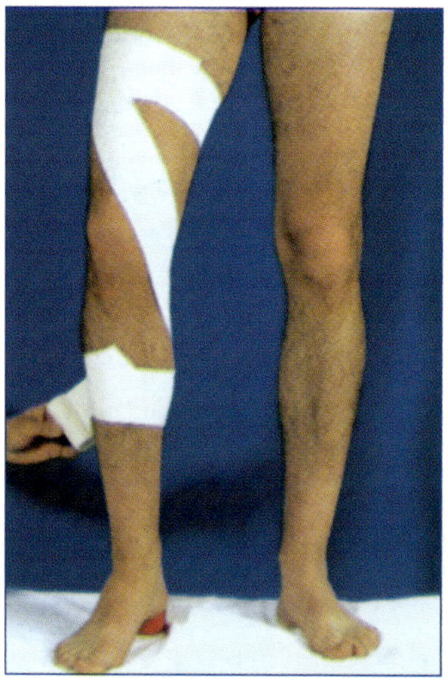

3

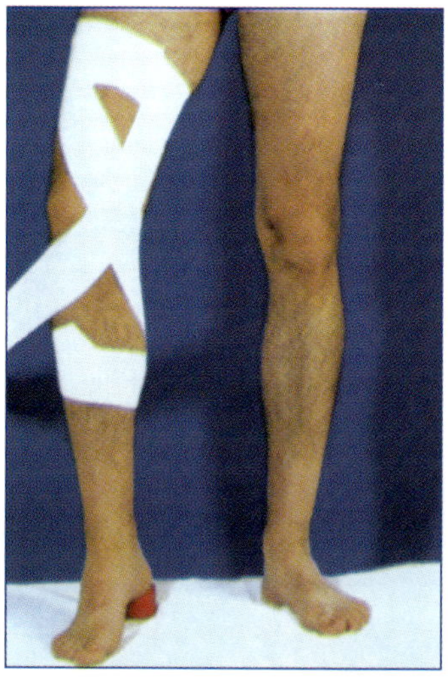

4. Vemos los cruces de la venda en la zona del ligamento lateral interno (azul).

4

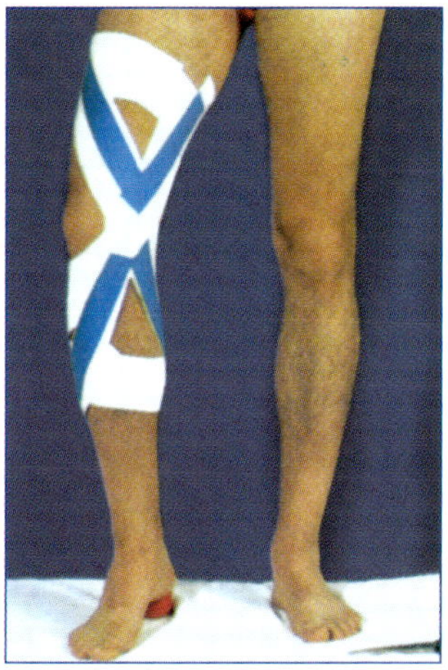

5-6. La misma situación se repite, si lo que nos interesa realizar es la protección del ligamento lateral interno, o bien en caso de que nos interese la estabilización de la rodilla, por lo que haremos lo mismo en los dos lados interno/externo (azul y verde).

5

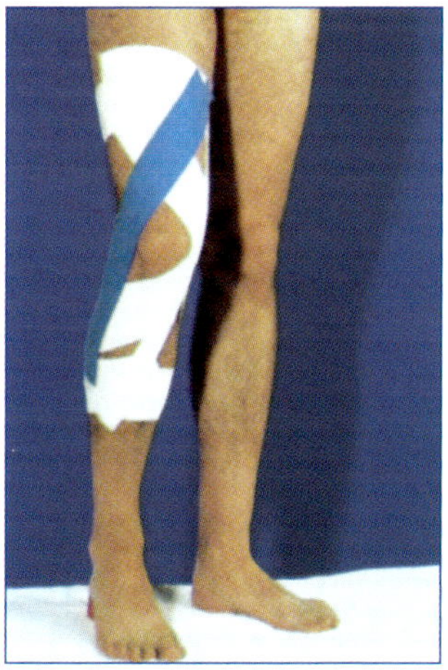

6

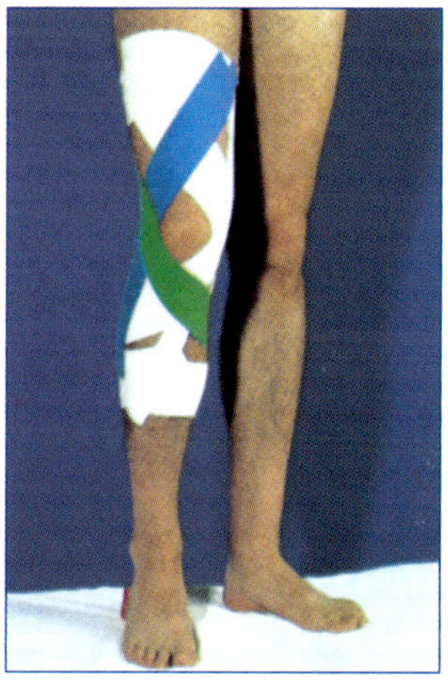

7. Para una mayor protección o sujeción podemos cortar un trozo de venda elástica por los dos extremos, desgarrándola en estos extremos unos 10 cm y anclándola en ambos extremos del vendaje ya confeccionado a la máxima tensión (rojo).

7

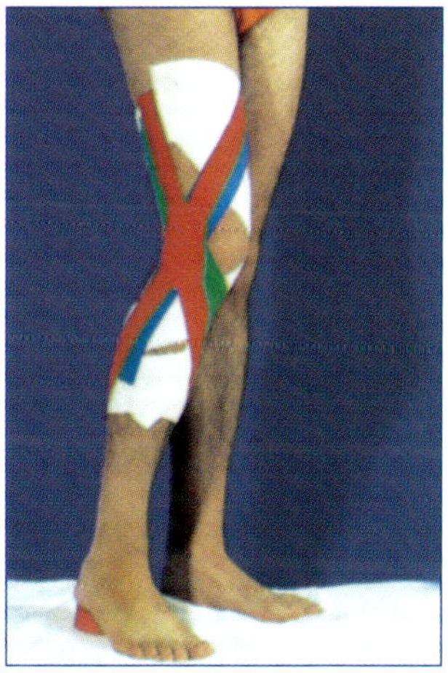

8. Encima del vendaje podemos colocar también una tira de venda elástica rasgada por un solo extremo, para realizar –si nos interesa– un recentraje lateral de la rótula.

8

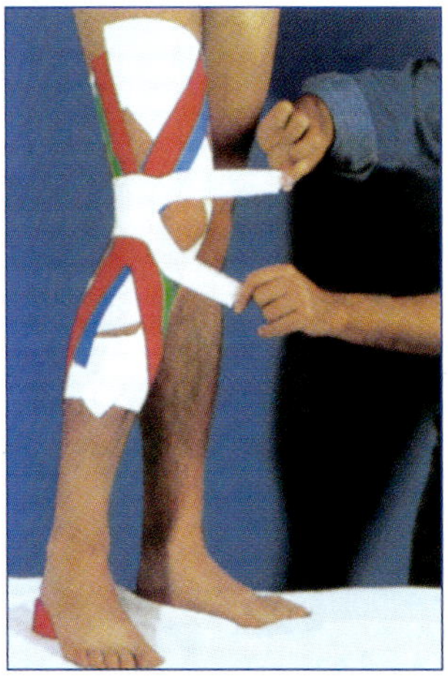

Vendaje para la protección del ligamento cruzado posterior

Utilizaremos venda elástica adhesiva a una tensión importante. No debe realizarse prevendaje, por lo que emplearemos spray adherente.
La rodilla debe estar en ligera semiflexión.

CONSTRUCCIÓN

1. Colocamos una tira de venda elástica adhesiva en forma circular a nivel del tercio medio del cuádriceps y otra a nivel del tercio medio de la pierna (verde).

1

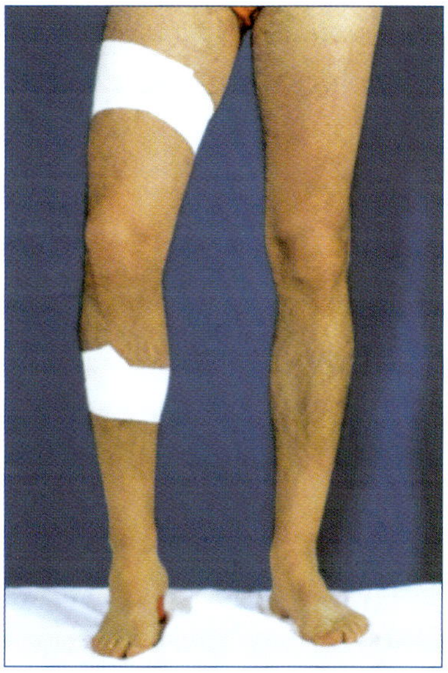

2. Tenemos ahora dos opciones: la primera, efectuar el vendaje de estabilización de la rodilla para luego realizar el del cruzado posterior. Segunda opción: Vamos directamente a la construcción del vendaje para el cruzado posterior. Colocamos una tira que va desde la cara externa del cuádriceps a la cara interna de la pierna.

2

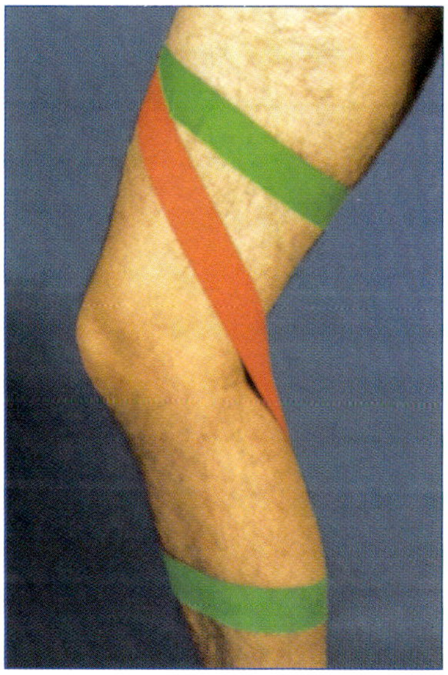

3. Colocamos una tira que va desde la cara interna del muslo a la cara externa de la pierna.

3

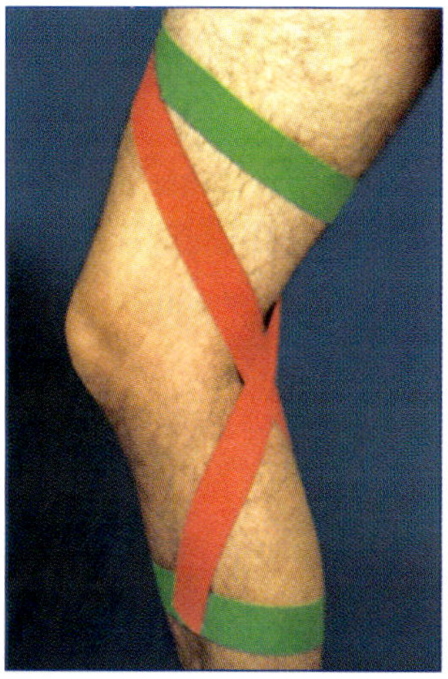

4. Es muy importante el cruce de tiras a nivel del hueco poplíteo, sin que estén adheridas a la piel.

4

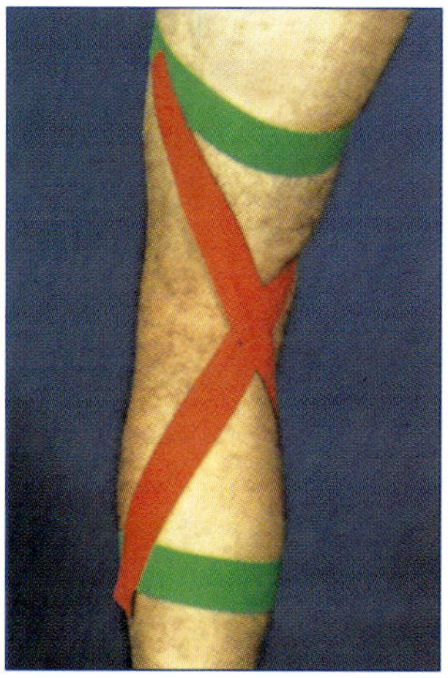

5. Disponemos una última tira que cruce toda la parte posterior de la pierna, desde el tercio medio del cuádriceps al tercio medio de la pierna (amarilla). Esta tira ha de ser triple, es decir, tres tiras de venda elástica superpuesta a la máxima tensión, o bien una tira de venda elástica adhesiva con corte en sus extremos, utilizando las patas de los bordes como abrazaderas.

5

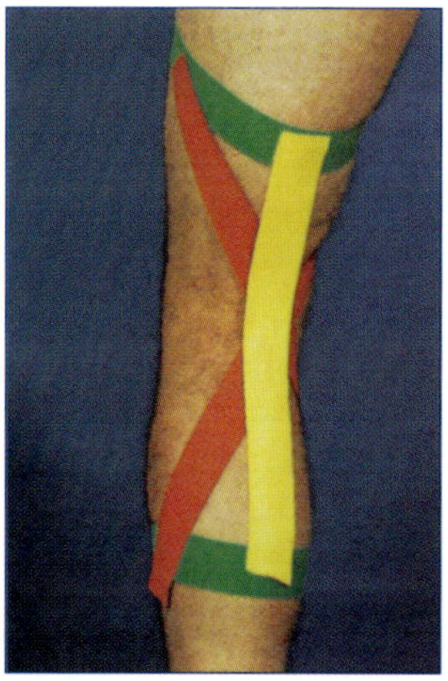

Vendaje elástico para pequeñas distensiones de ligamento

Técnica clínica/terapéutica
Utilizaremos venda elástica adhesiva. Se puede utilizar prevendaje, aunque no se aconseja. No debe comprimirse la rótula. La rodilla debe estar en ligera semiflexión.

CONSTRUCCIÓN

1. Colocamos el prevendaje, si así lo decidimos. Fijamos la venda elástica en la cara externa del cuádriceps.

1

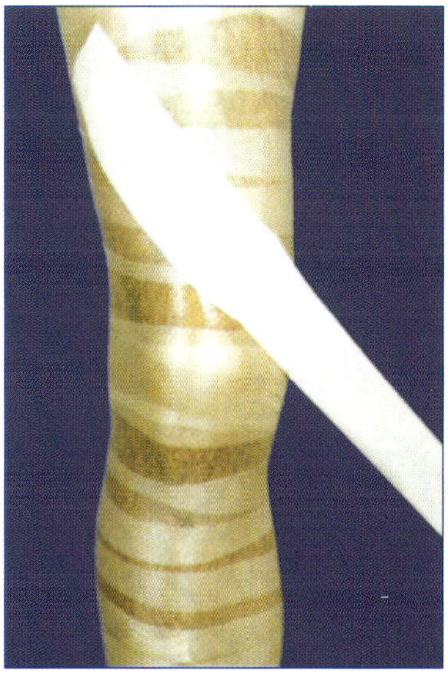

2. Bajamos hacia la cara interna de la rodilla, bordeando la meseta tibial por su cara posterior.

2

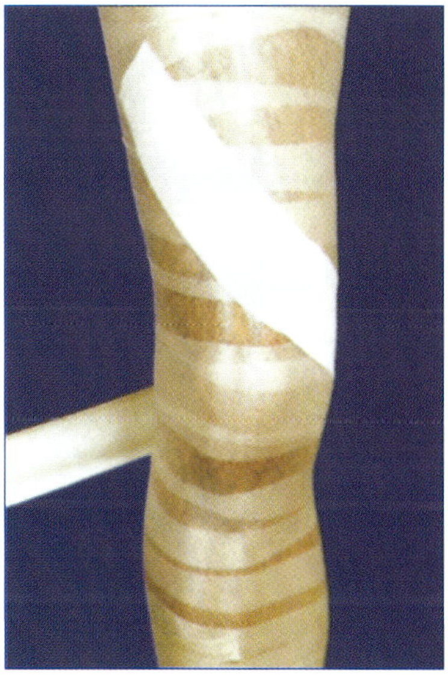

3. Alcanzamos la cresta de la tibia y subimos, cruzando la cara interna de la rodilla.

3

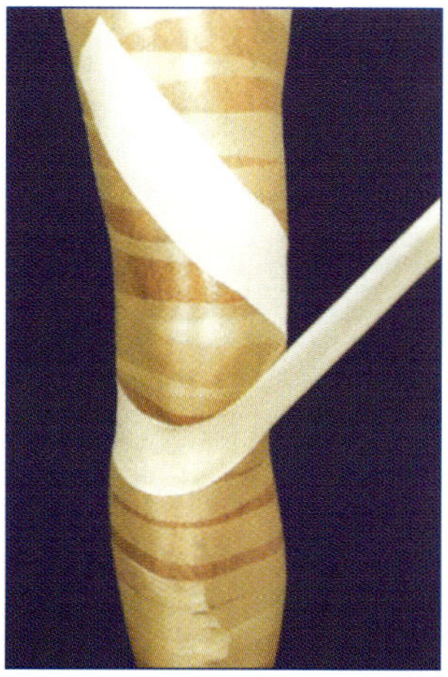

4. Aparecemos por encima de los cóndilos femorales, en su cara posterior.

4

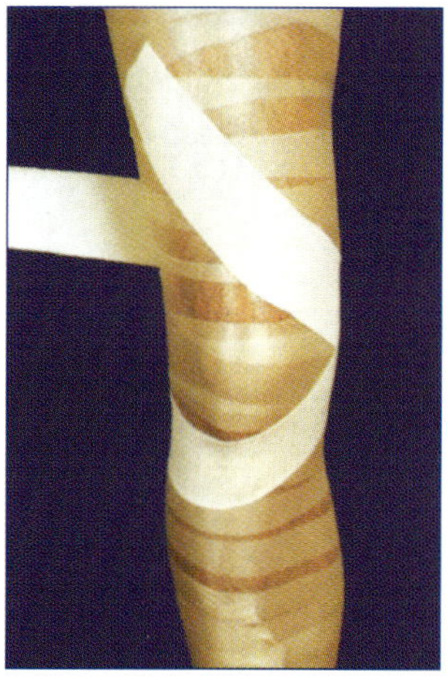

5-6. Cruzamos por delante del cuádriceps y realizamos los pasos anteriores, dos o tres veces, hasta que el vendaje quede completamente construido.

5

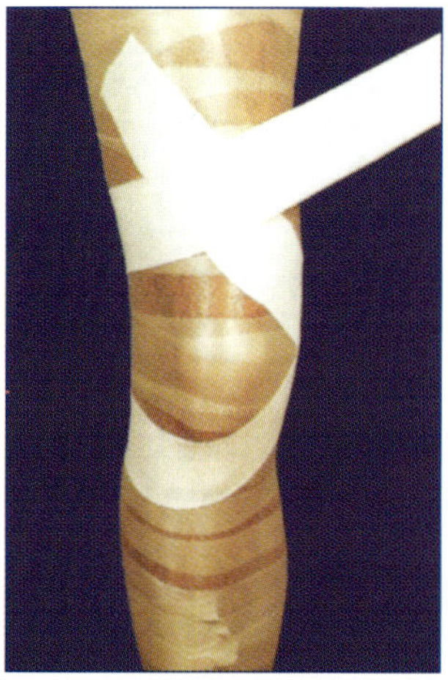

6

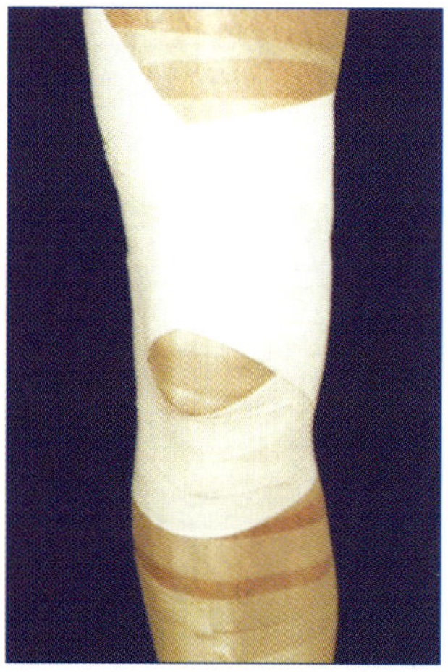

Vendaje utilizado como recentraje rotuliano

Esta es una técnica tanto deportiva como clínica. Se puede utilizar como descarga, en posoperatorio y en fase de rehabilitación.
Trabajamos con venda elástica adhesiva, sin prevendaje. Es importante utilizar spray adhesivo, ya que hay que obtener una importante tensión de la venda elástica.
Es fundamental el diagnóstico preciso de la lesión para la correcta realización de este vendaje.
Después de establecido el diagnóstico, debemos tener en cuenta hacia dónde tenemos que recentrar la rótula, si hacia la parte interna, la externa u oblicua.

PASO PREVIO

Tomamos venda elástica adhesiva de 6 cm y cortamos una tira de unos 20 cm de longitud. Por uno de sus extremos la rasgamos unos 7 cm.

CONSTRUCCIÓN

1-2. En función de la parte que debamos recentrar, fijamos la venda en el sentido contrario, teniendo presente el ángulo que forman las dos patas que han aparecido al desgarrar por la mitad la venda elástica. Estas se han de adaptar al borde lateral de la rótula, ya que éste es el punto de la tensión que ha de hacer para que la rótula se desplace en el sentido que nos interesa, ya sea hacia la parte interna, la externa u oblicua, siempre en función del punto en que hemos puesto el anclaje.

1

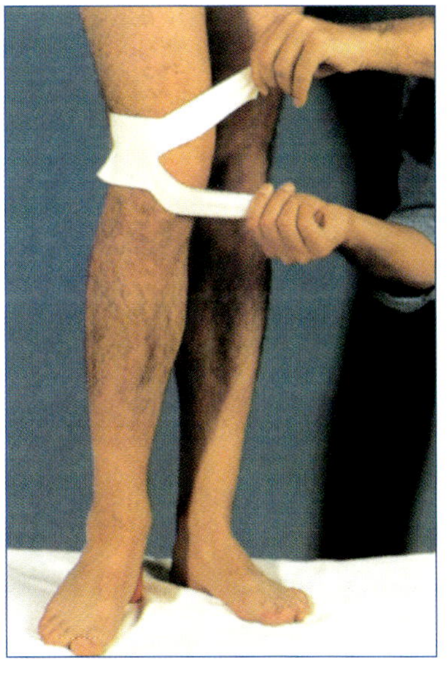

2

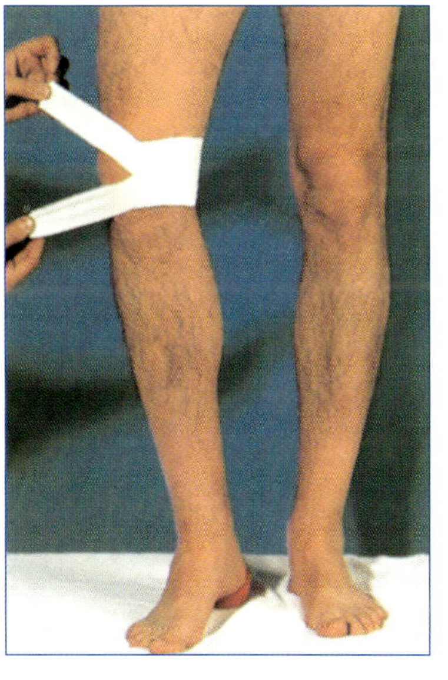

Vendaje recomendado para fijación del Sgood-Schlatter

El material a utilizar puede ser venda elástica adhesiva o tape. *Se puede aplicar prevendaje, aunque no es imprescindible.*

CONSTRUCCIÓN

1-4. Se coloca una tira circular por debajo de la rótula, teniendo cuidado para no provocar compresiones innecesarias a la altura del hueco poplíteo.

Este vendaje permite fijar la inserción distal del tendón rotuliano. Es conveniente que la rodilla esté en semiflexión.

Podemos colocar un taco de *foam* en la espina de la tibia para una mejor compresión (imagen 2).

1

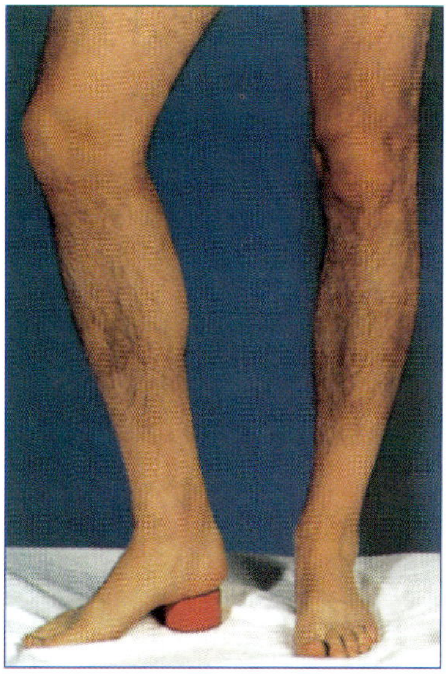

2

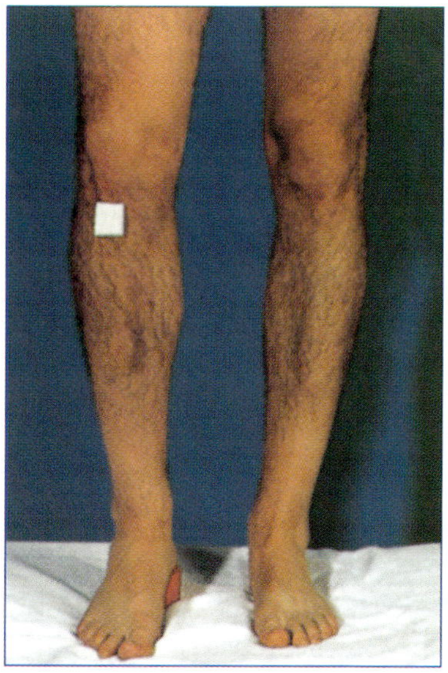

3

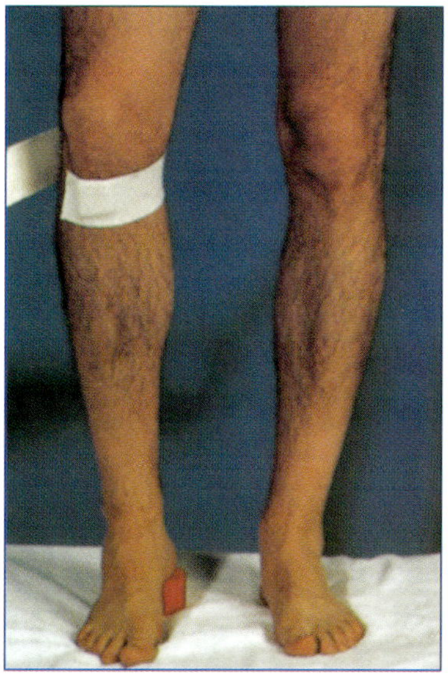

4

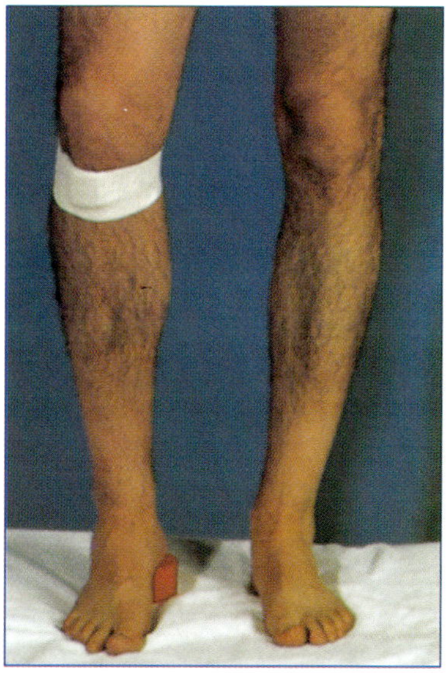

Vendaje recomendado para la fijación de la rótula

El material que se utiliza es la venda elástica adhesiva de 6 cm de ancho.
Es conveniente vendar con la rodilla en semiflexión.

CONSTRUCCIÓN

1. Vendaje circular por encima de la rótula y otra tira circular por debajo. Es muy importante respetar el hueco poplíteo.

1

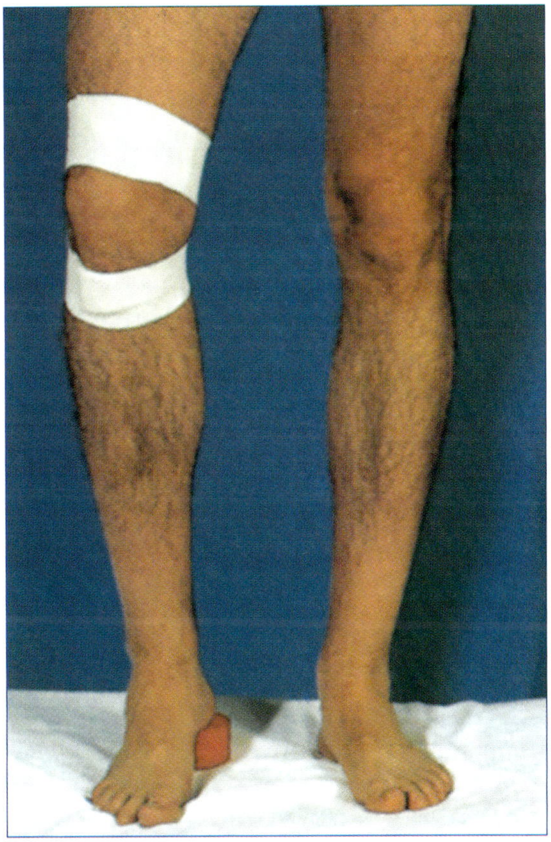

Vendaje recomendado como descarga y tratamiento de la tendinitis rotuliana y rodilla de saltador (Jumping knee) y Sgood-Schlatter

El material a utilizar puede ser una venda elástica adhesiva de 6 cm sin prevendaje. Es conveniente vendar la lesión del paciente en posición ortostática, con rodilla en semiflexión.

MÉTODO

1. Construimos un tope con prevendaje y lo colocamos en el polo superior de la rótula, por encima de éste y con la rodilla en semiflexión.

2. Con venda elástica adhesiva realizamos un vendaje circular.

1

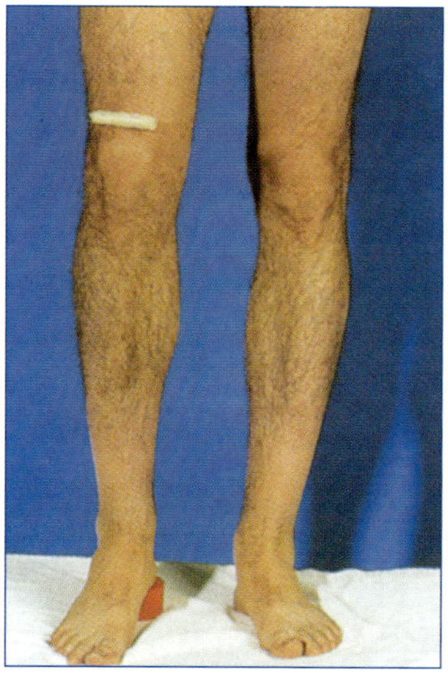

2

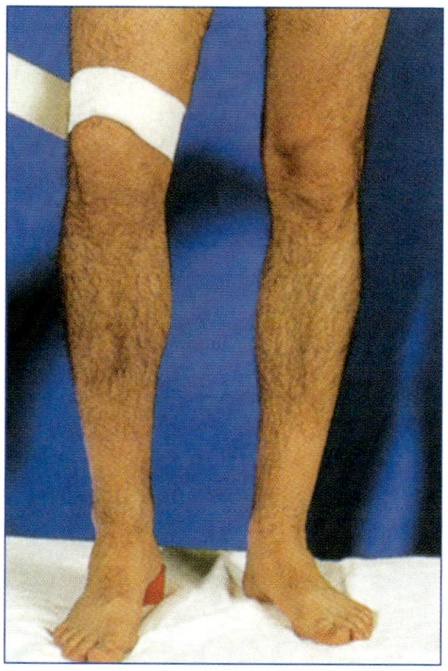

3. Con este vendaje impedimos que la rótula suba a la contracción del cuádriceps, por lo que descargamos toda la zona del tendón rotuliano.

3

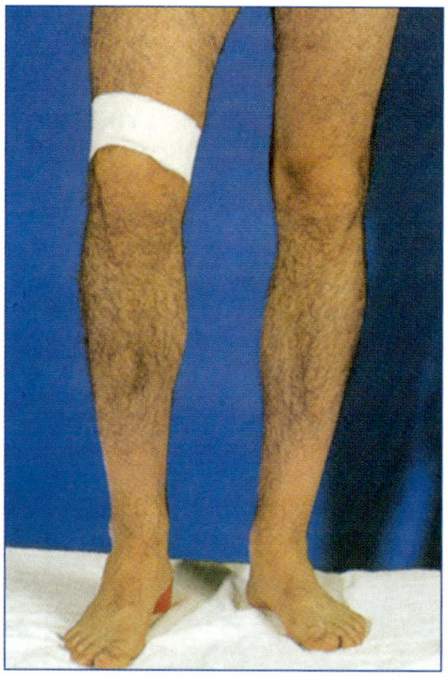

Vendaje recomendado para contusiones en el cuádriceps (bocadillo) y roturas fibrilares del mismo

Vendaje de descarga y sujeción
Utilizamos fundamentalmente tape *directamente encima de la piel, por lo que antes es conveniente depilar y usar spray adhesivo, lo cerraremos con venda elástica adhesiva.*

Vendaje clínico/terapéutico y deportivo
Se venda al paciente con la rodilla en semiflexión.

CONSTRUCCIÓN

1. Imaginemos que el punto de lesión es el marcado de color verde.

   Colocamos dos tiras de *tape* (rojo) por encima de la lesión, unos cinco dedos, y por debajo de ella a la misma distancia.

1

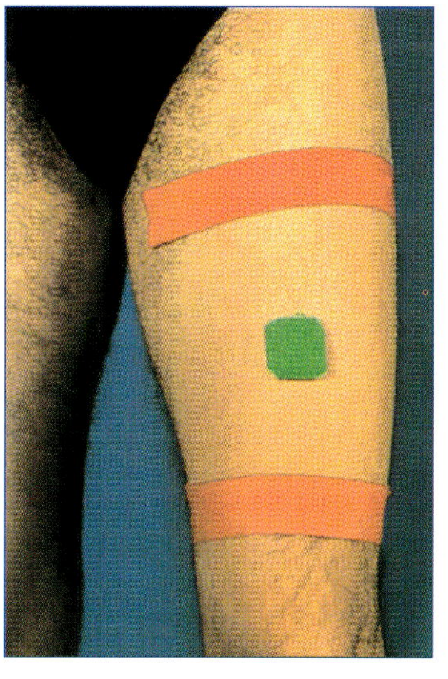

2. Fijamos en la parte superior tiras de *tape* (azul).

2

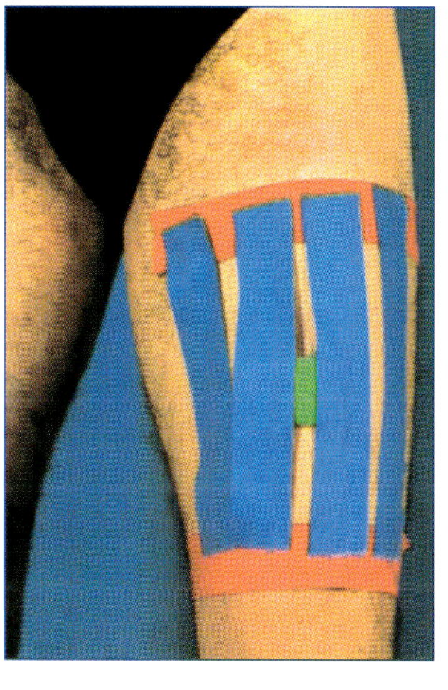

3. Las tiras fijadas con anterioridad las anclamos en su parte distal a la tira roja, con tensión indicada (caudal).

3

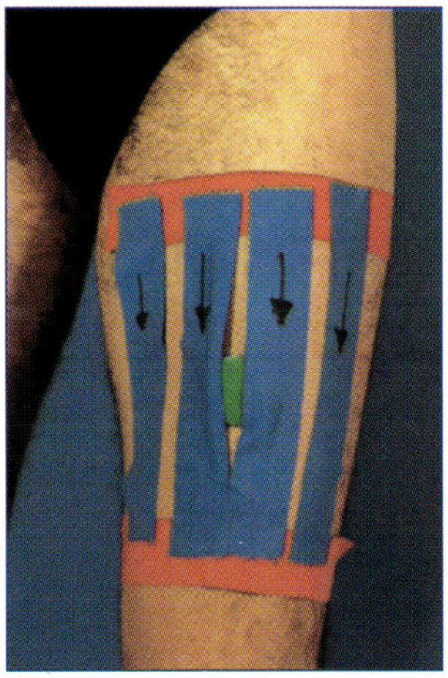

4-5. De abajo arriba y en sentido oblicuo vamos cruzando tiras hasta cubrir la zona de la lesión (verdes-amarillas).

4

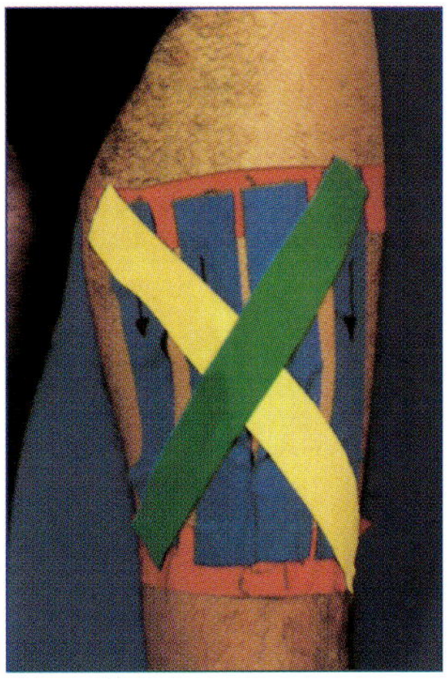

5

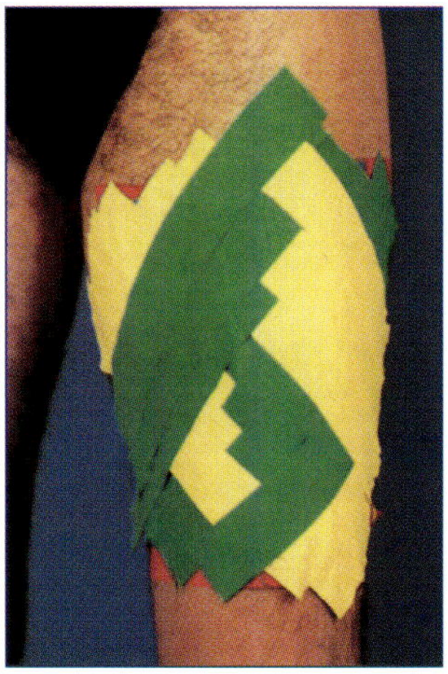

6-7. Una vez el vendaje está construido, lo cerramos con venda elástica adhesiva-cohesiva de distal a proximal y en forma circular.

Si se quiere, cabe poner una protección de *foam (artifoam)* debajo del vendaje elástico, como una mayor protección a los golpes.

6

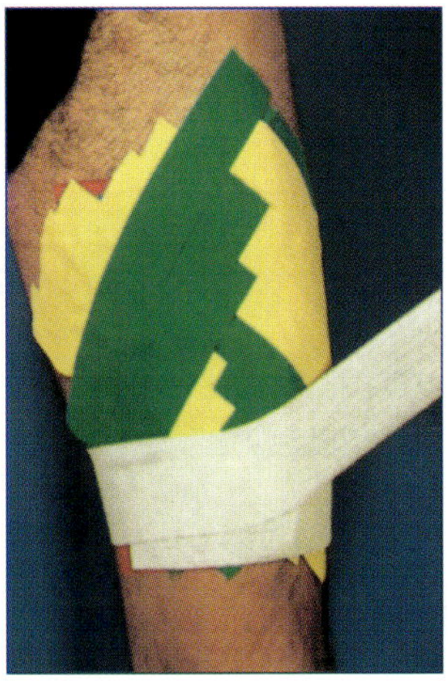

7

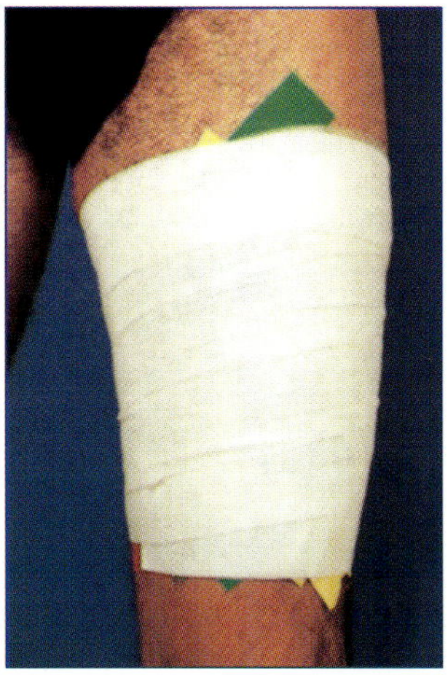

Vendaje para tratamiento de tirones musculares o roturas fibrilares de la musculatura isquiotibial

Vendaje deportivo y clínico/terapéutico
Utilizaremos venda elástica y tape.
La posición correcta del lesionado es con la rodilla en semiflexión.
No es conveniente utilizar el prevendaje, por lo que hay que rasurar y emplear el spray adhesivo.

CONSTRUCCIÓN

1. Imaginemos que el punto de la lesión es el marcado de color verde.

   Con venda elástica adhesiva realizaremos dos vendajes circulares, uno a nivel del tercio superior del cuádriceps y el otro en el tercio superior de la pierna.

1

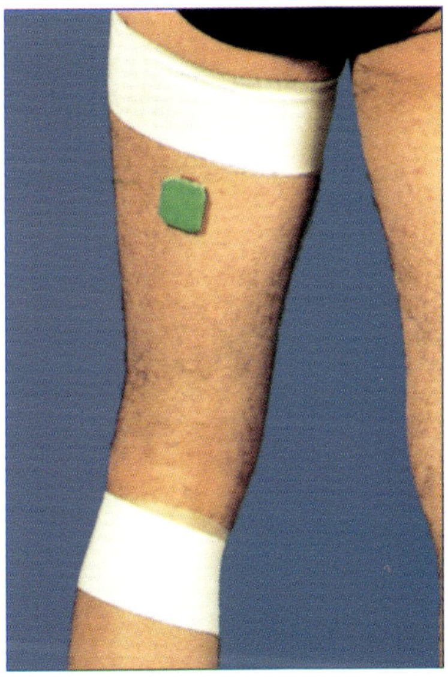

2-3. Cruzamos tiras de *tape* en dirección interna/externa y viceversa, pasando por el punto de la lesión.

2

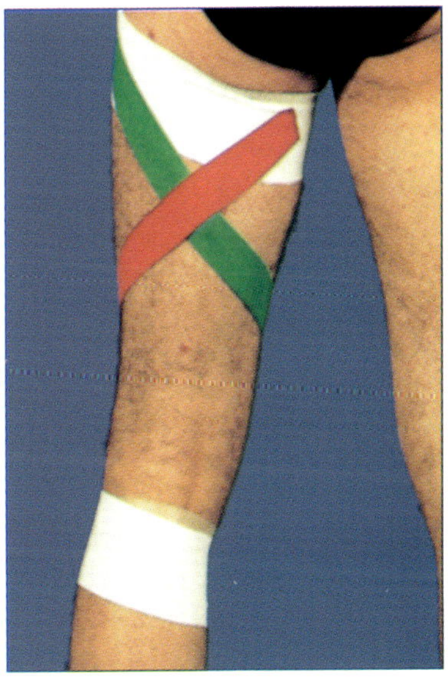

3

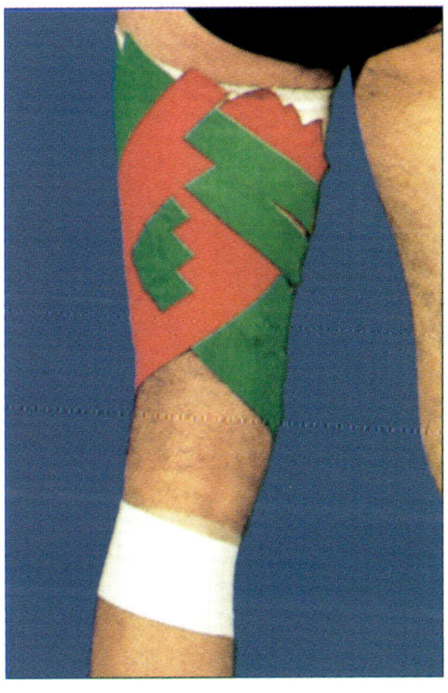

4. Una vez construido el vendaje, lo reforzamos con una tira de venda elástica adhesiva que previamente hemos rasgado por sus extremos; con los extremos superiores abrazamos el cuádriceps, y con los inferiores, la meseta tibial.

4

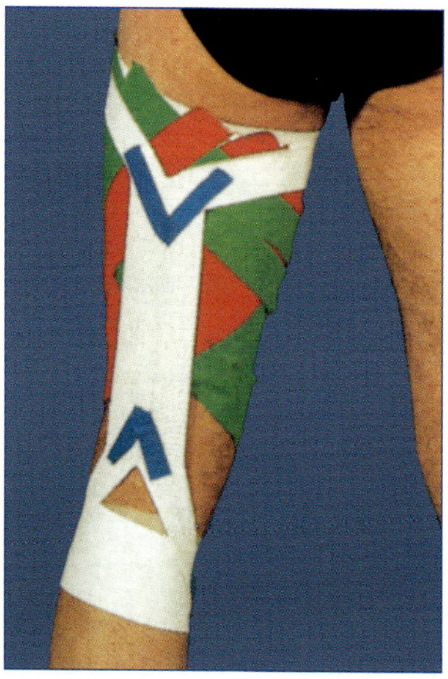

5. A continuación cerramos el vendaje de forma circular con venda elástica adhesiva, sin hacer compresión al paso por la rótula (dejándola libre).

5

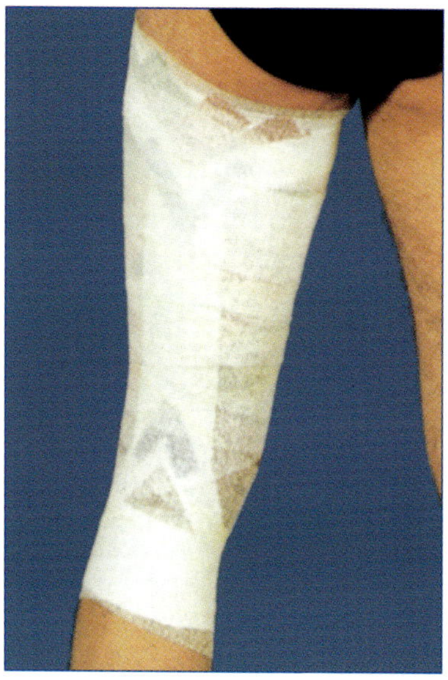

Vendaje recomendado para descarga y protección de adductores

La técnica que se emplea es la de descarga. Se utilizan vendas elásticas adhesivas o cohesivas.
En caso de utilizar vendaje adhesivo, es conveniente colocar un prevendaje.
Este es un vendaje continuo.

CONSTRUCCIÓN

1. La venda elástica adhesiva se fija en el tercio medio del muslo.

1

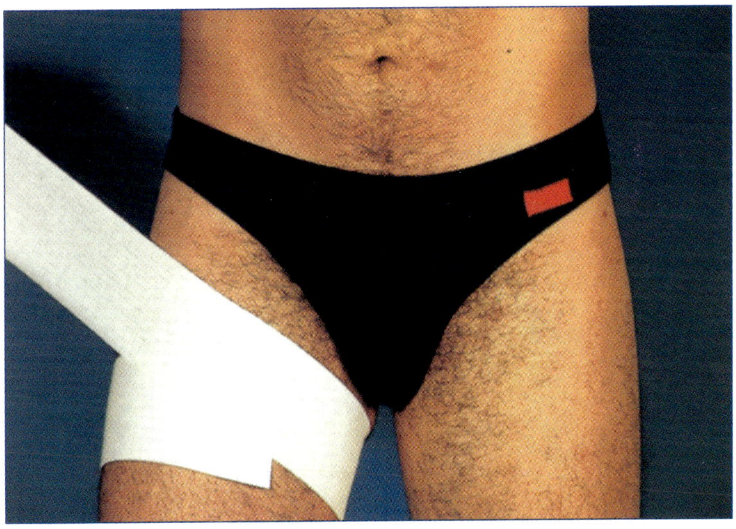

2. Partiendo de este primer paso, y de una forma continua, ascendemos oblicuamente, efectuando tensión en dirección proximal, es decir, hacia la inserción de los adductores.

2

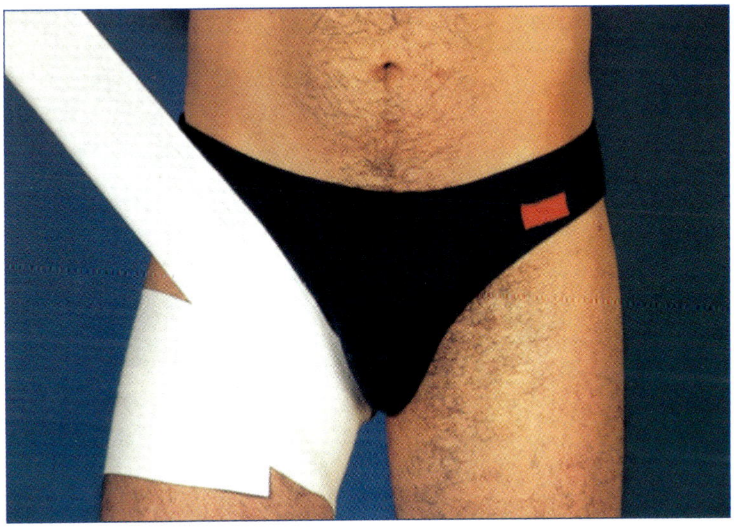

3-4. Se bordea el arco inguinal, y en sentido oblicuo se asciende por la cadera, envolviéndola, y se desciende hasta cruzarse con la parte de la venda que ascendió (a la altura de la inserción de los adductores).

3

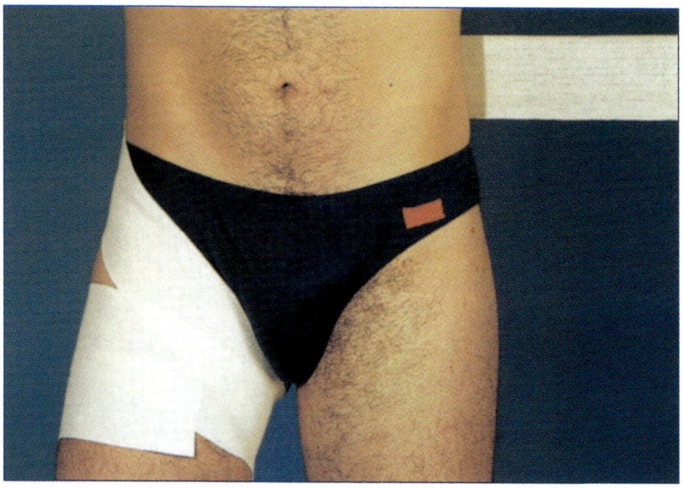

4

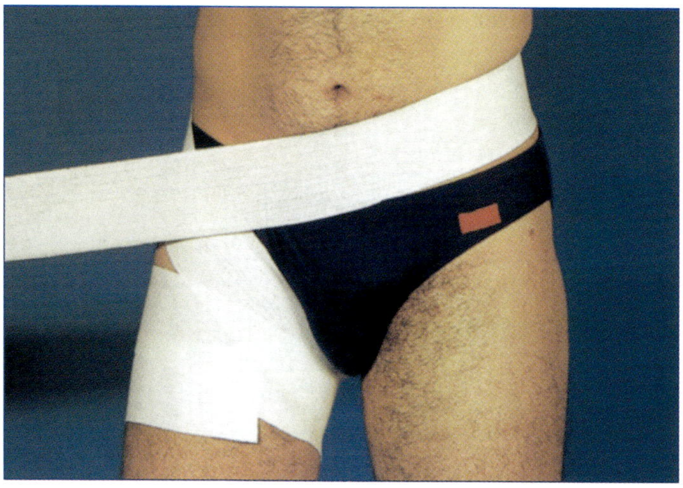

5. Fijamos el vendaje en su punto de inicio, una vez envuelto de nuevo el muslo por su parte posterior.

5

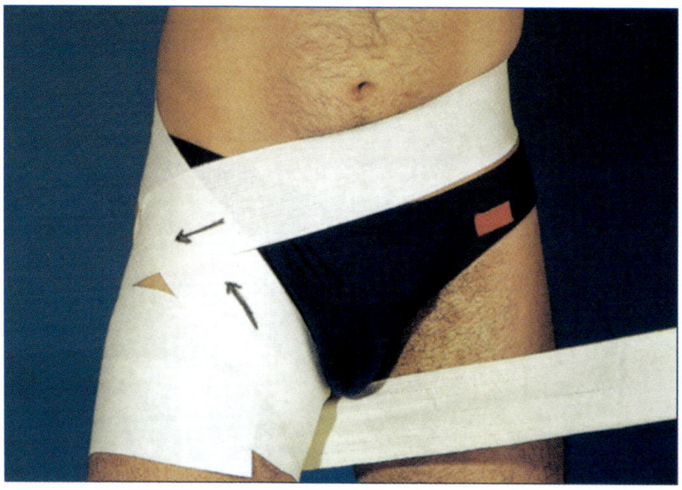

6. Hemos comprobado que con la pierna relajada hay tendencia a una discreta elevación de la cadera. Esta elevación es la que relaja la tensión de los adductores.

   Es conveniente vendar al paciente con la rodilla en semiflexión y en bipedestación.

6

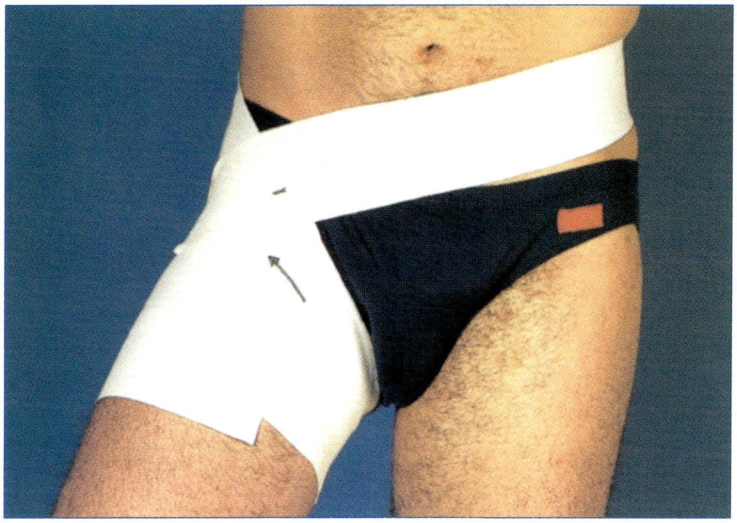

7. Para una mejor sujeción en el deporte podemos colocar tiras de *tape* (rojo-verde-azul) en la inserción de los adductores.

7

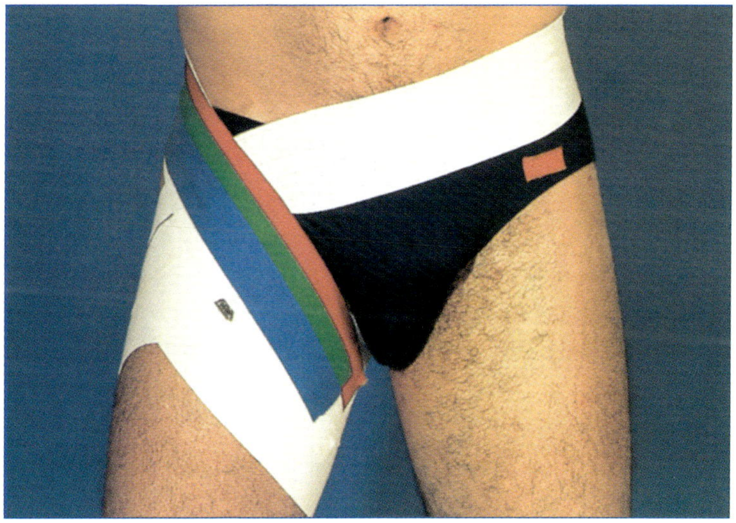

Protección de ambos adductores

Vendaje muy especial que se utiliza para iniciar los entrenamientos o bien para efectuar entrenamientos específicos, para no cargar los adductores.
Se realiza con venda elástica adhesiva.
Vendaje eminentemente deportivo.

CONSTRUCCIÓN

Puede realizarse continuo o discontinuo, como se puede ver en las ilustraciones

DISCONTINUO

1-3. A la altura de los vientres musculares de los adductores, realizamos un vendaje circular, para luego, con cierta abertura de las piernas, ir a buscar la misma región de los abductores, cerrándolos.

1

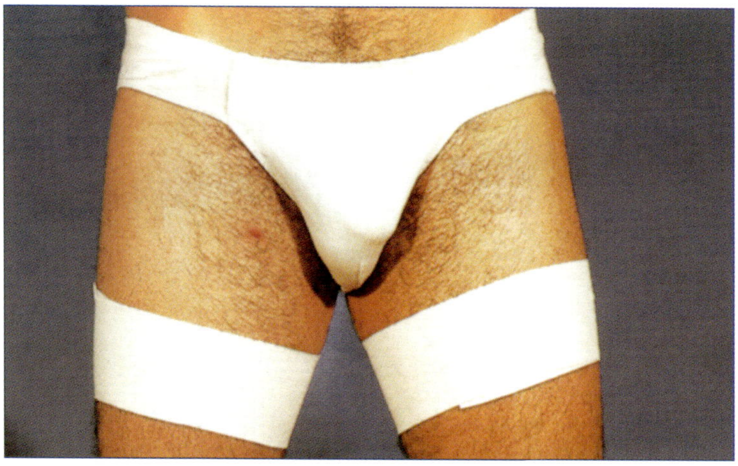

2

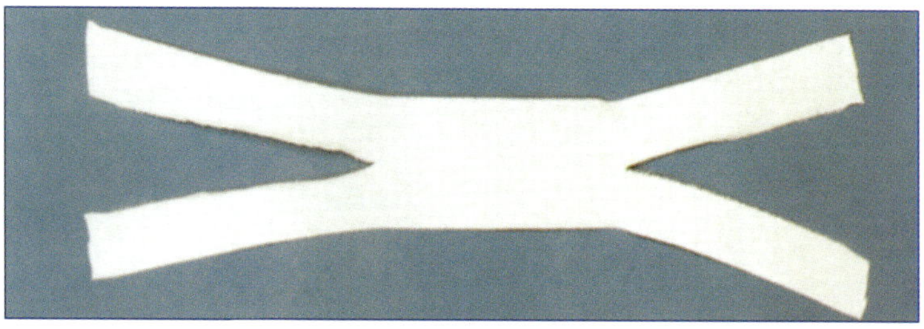

3

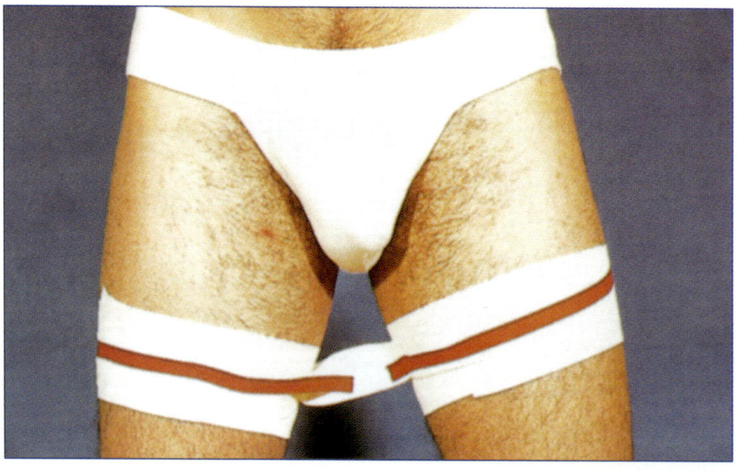

CONTINUO

1-2. A nivel de los vientres musculares de ambos abductores se realizan sendos vendajes circulares.

1

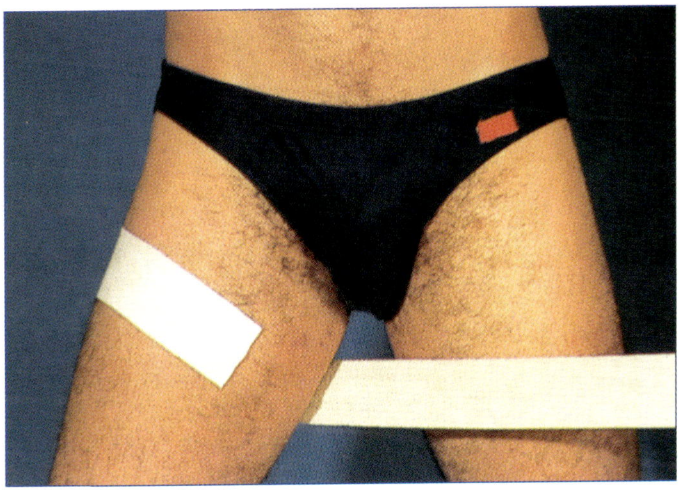

2

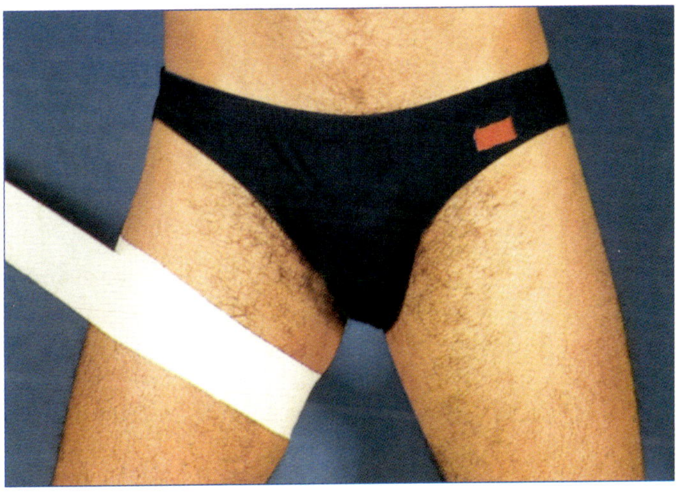

3. Rasgamos por sus extremos una tira de venda elástica adhesiva, y unimos estos extremos a los vendajes circulares realizados con anterioridad.

Es muy importante saber el grado de abertura máximo que podemos limitar.

3

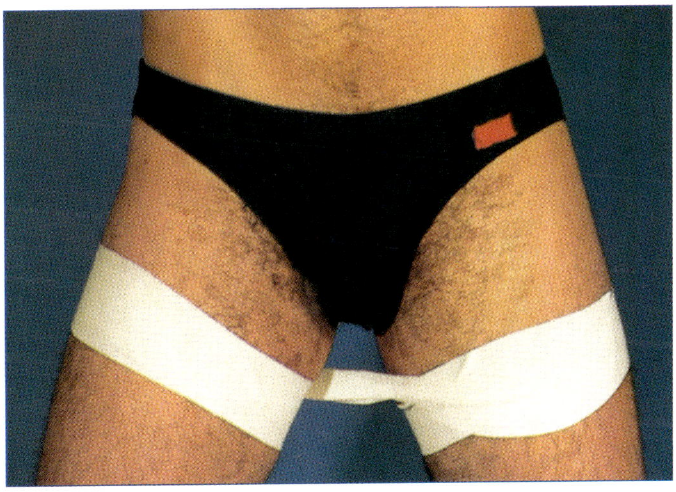

Vendaje recomendado para roturas fibrilares del recto anterior del abdomen

Vendaje deportivo y clínico

Se realiza sólo con tape*, previa depilación y rociado con spray adherente.*
Hay que tener cuidado con las alergias cutáneas y la masa adhesiva del tape.
Es muy importante el diagnóstico médico para centrar bien el punto de la lesión.

CONSTRUCCIÓN

1. El punto de la lesión se indica en rojo.

1

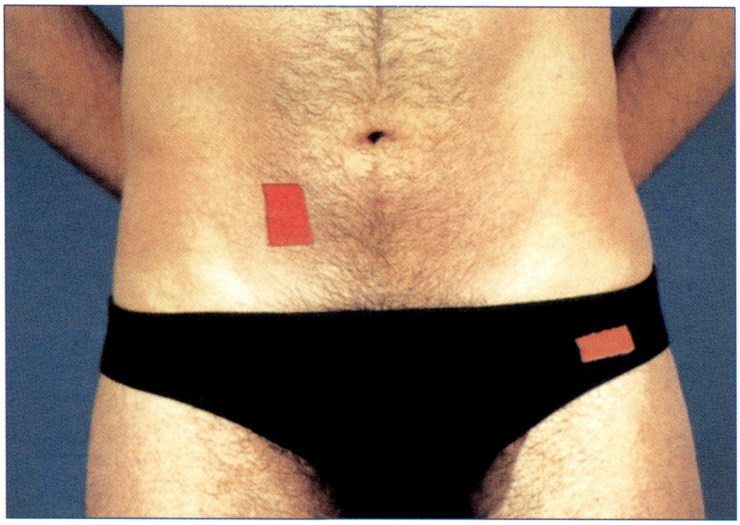

2-3. Por encima de este punto vamos entrecruzando tiras de *tape* (amarillo-verde), siempre realizando una tracción distal. Fijamos en la parte proximal y efectuamos tracción distal.

2

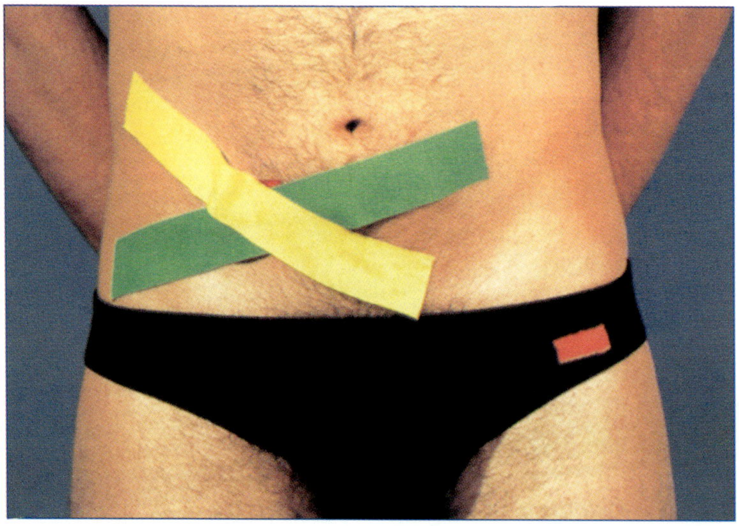

3

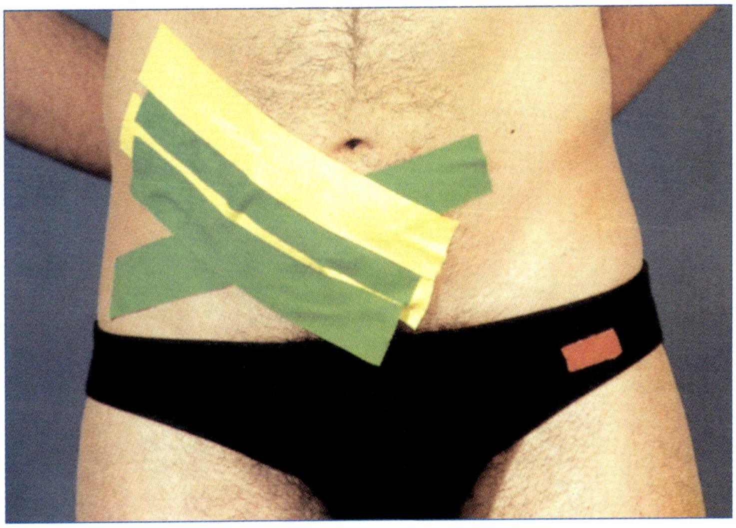

4

4. Cerramos el vendaje una vez recubierta toda la zona de influencia de la lesión (azul).

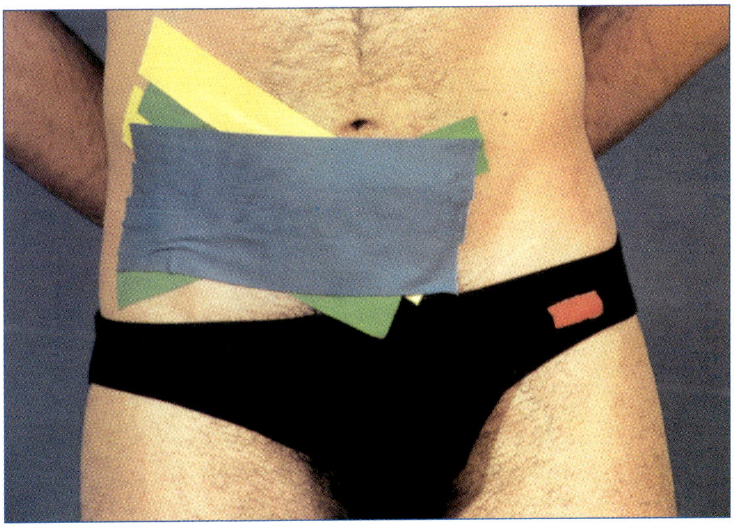

Vendaje recomendado para esguinces intercostales y fisuras costales

El material utilizado es tape *de 3,8 cm.*
Vendaje que se aplica directamente encima de la piel, por lo que antes hay que rociar con spray adhesivo.
En caso de mucho vello, hay que depilar.
Cuando este tipo de ventaje se le coloca a una mujer, debe tenerse presente que hay que disponerlo por debajo de las mamas, nunca por encima.
Es importante saber el punto de la lesión, previo diagnóstico médico.
Este tipo de vendaje conviene revisarlo cada 5 días.

CONSTRUCCIÓN

1. El punto de la lesión se indica mediante el aspa roja.

1

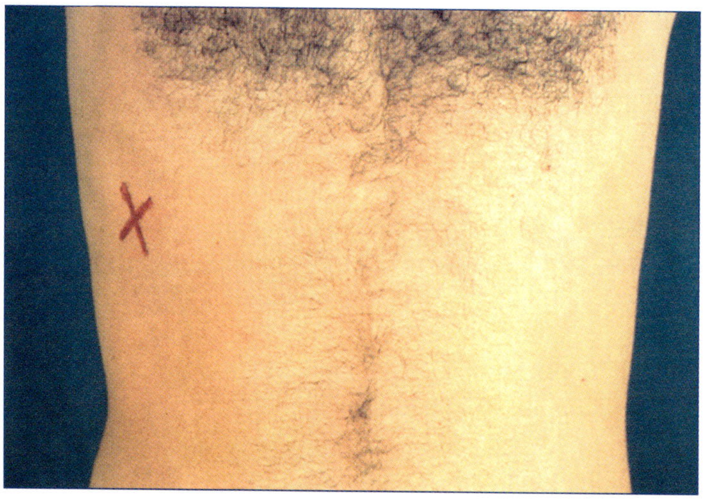

2. Colocamos encima de ésta una tira de *tape* (azul).

2

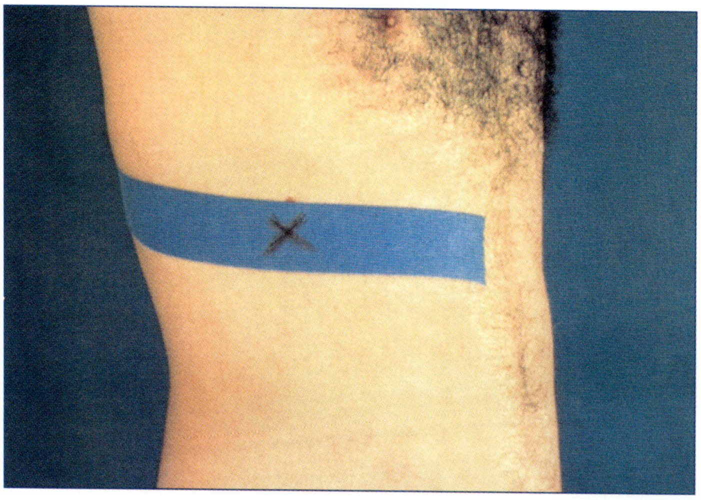

3

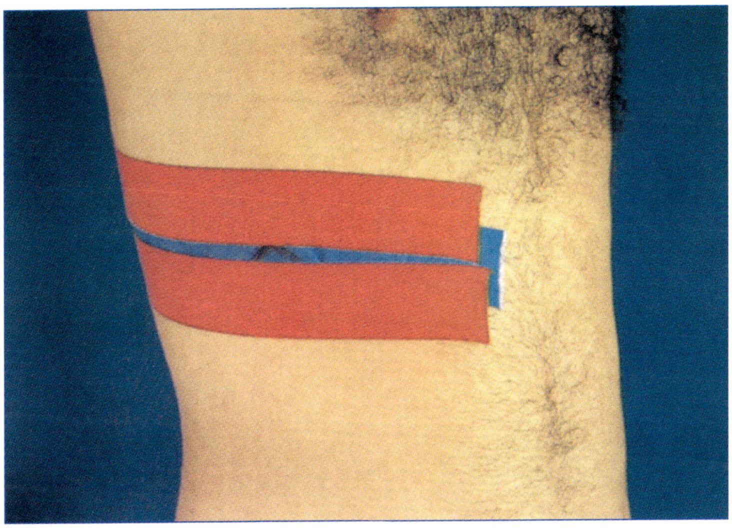

3. Normalmente, cuatro dedos por encima y cuatro dedos por debajo de la lesión colocamos tiras de *tape* fijadas a nivel de columna, y en sentido descendente las anclamos a la altura del esternón (roja).

4

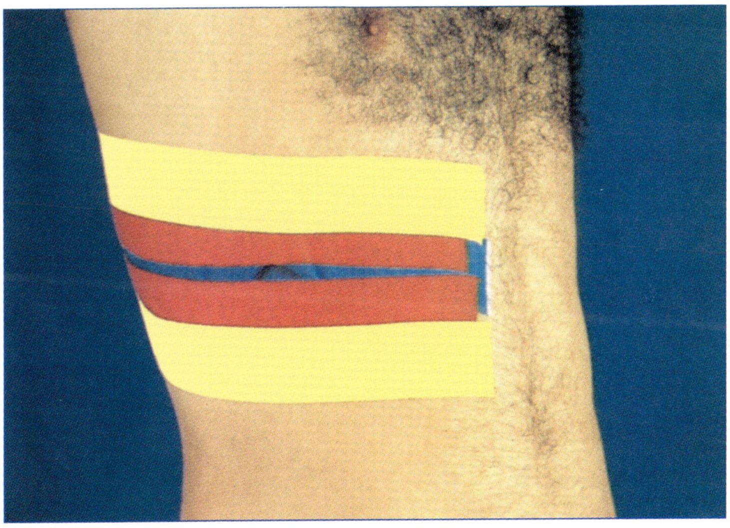

4. Una vez cubierta esta zona colocaremos otras tiras en sentido contrario, es decir, que vayan fijadas a nivel del esternón y en sentido descendente se anclen a nivel de columna (amarillas), hasta recubrir la zona. Sólo trabajamos en el hemitórax donde se ha producido la lesión.

Vendaje recomendado para subluxaciones esternoclaviculares

El material utilizado es tape *de 3,8 cm.*
Conviene depilar y rociar la zona con spray adherente.
Es importante recortar un taco de foam *para poder realizar una mejor compresión de la zona afectada.*

CONSTRUCCIÓN

1. Colocamos el taco de espuma en el punto de la lesión (verde).

1

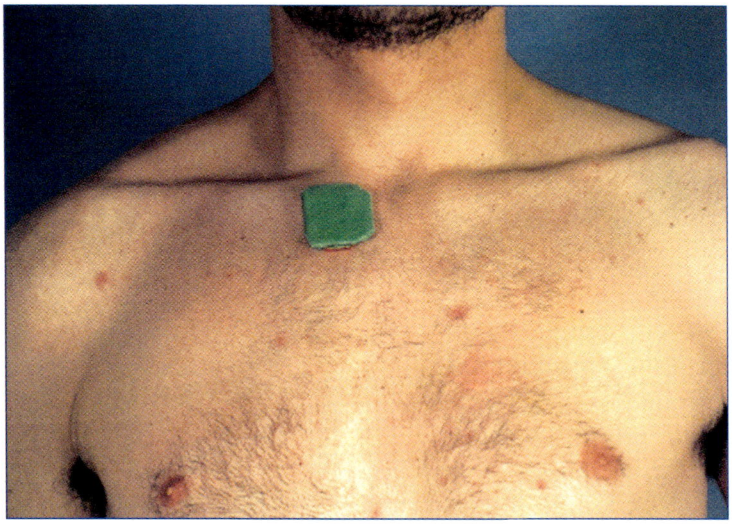

2. Colocamos una tira de *tape,* que se fija en la región dorsal y se ancla en la región pectoral contraria a la de la lesión, realizando una ligera compresión (rojo).

2

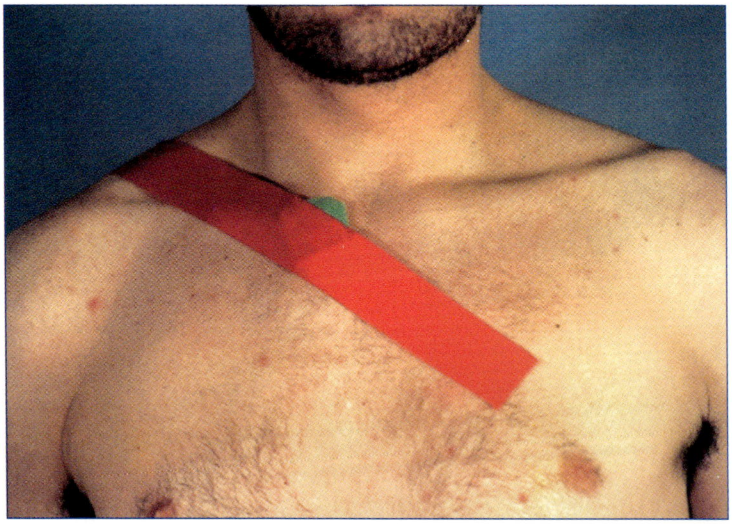

3. La siguiente tira va en sentido contrario y descendente, se fija en la clavícula no lesionada y se ancla en la región pectoral (amarillo), realizando una ligera presión.

3

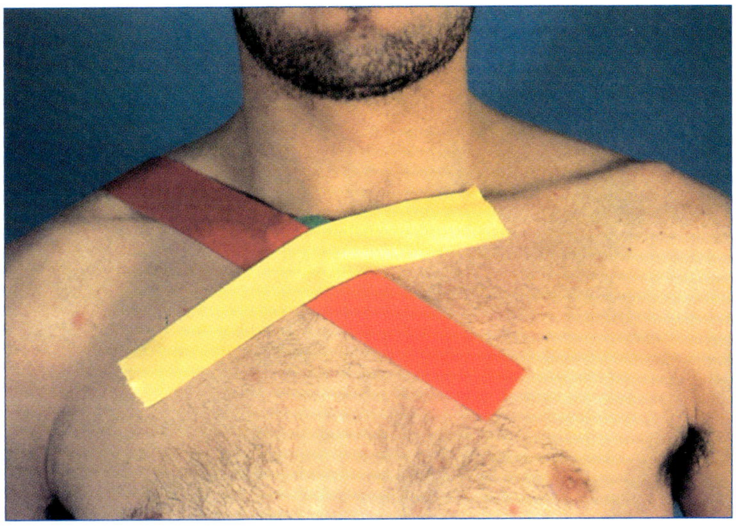

4. Las siguientes tiras –normalmente dos más por cada lado– siguen la misma trayectoria.

4

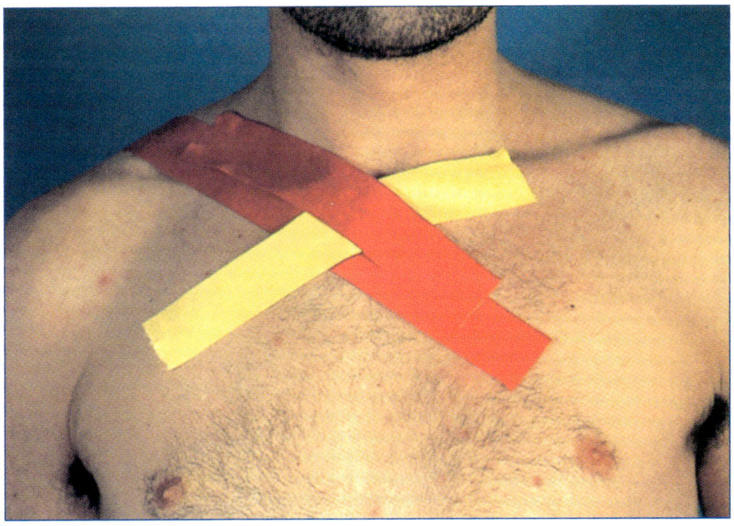

Vendaje lumbar

El material utilizado es tape *de 3,8 cm.*
Antes de realizar este vendaje es importante efectuar una buena limpieza de la piel, así como rociarla con spray adherente.
La posición del paciente es en bipedestación.
Atención a los problemas cutáneos.

CONSTRUCCIÓN

1. Hemos marcado en rojo la zona que se debe tratar.

1

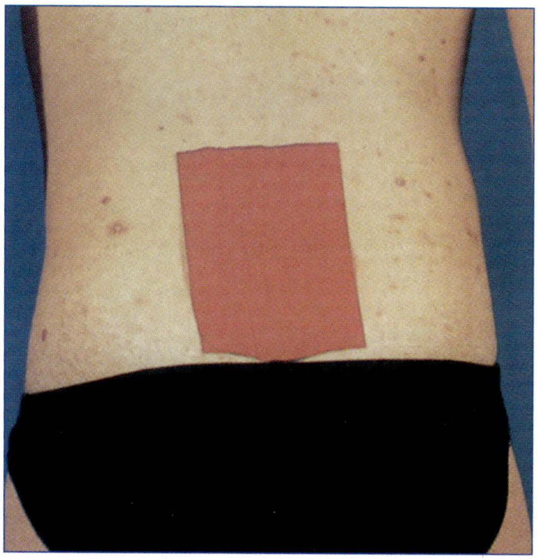

2. Fijamos una tira en la zona lumbar derecha y en sentido descendente la anclamos en el glúteo izquierdo (amarillo).

   Hacemos lo mismo en el otro lado, fijamos la tira azul y la anclamos.

2

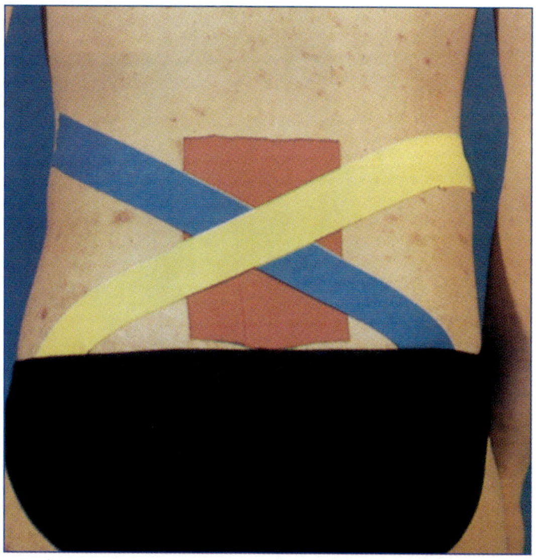

3. Realizamos estos cruces hasta dejar la región lumbar totalmente cubierta.

3

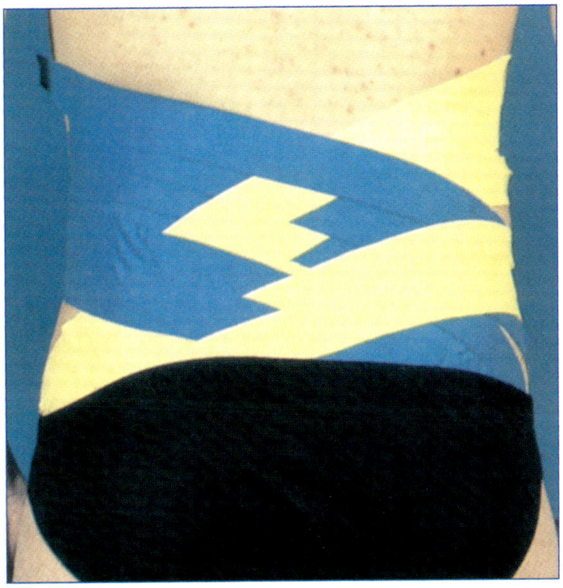

4. Posteriormente se puede cerrar de lateral a lateral, nunca circularmente (verde).

4

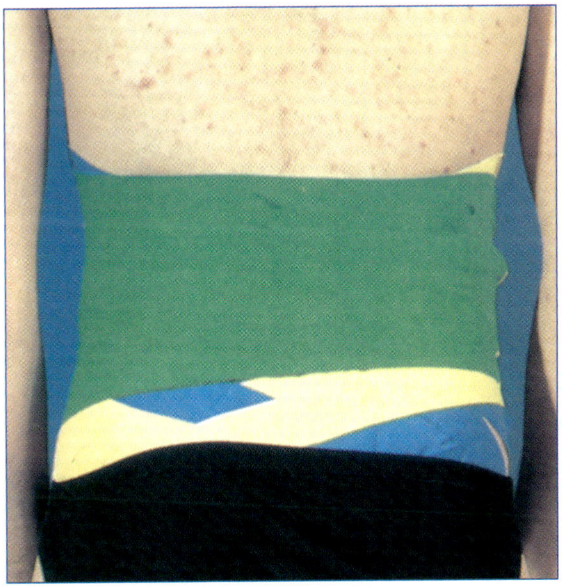

Vendaje del hombro

Vendaje típico de descarga.
Se realiza con venda elástica adhesiva sin prevendaje, por lo que es conveniente el rociado previo con spray adherente.

CONSTRUCCIÓN

1. Colocamos una abrazadera de venda elástica adhesiva a nivel del tercio medio del brazo sin compresión (blanco).

1

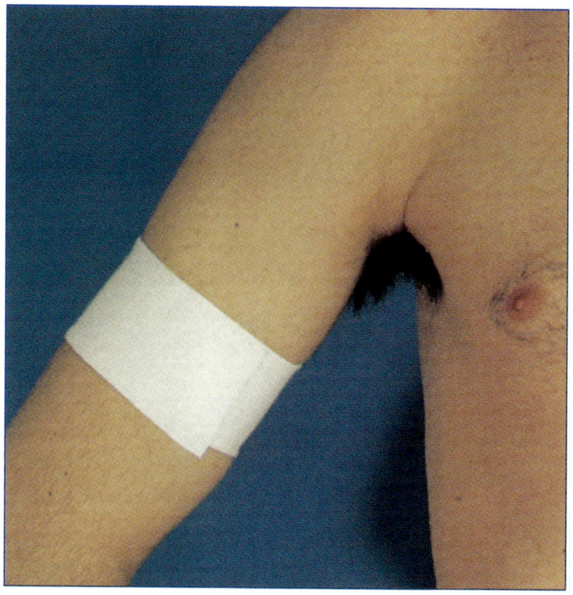

2. En la parte anterior de esta abrazadera fijamos una tira, que sigue un recorrido anteroposterior, sale por la parte de atrás y se ancla a la altura del pectoral contrario al de la lesión (azul).

2

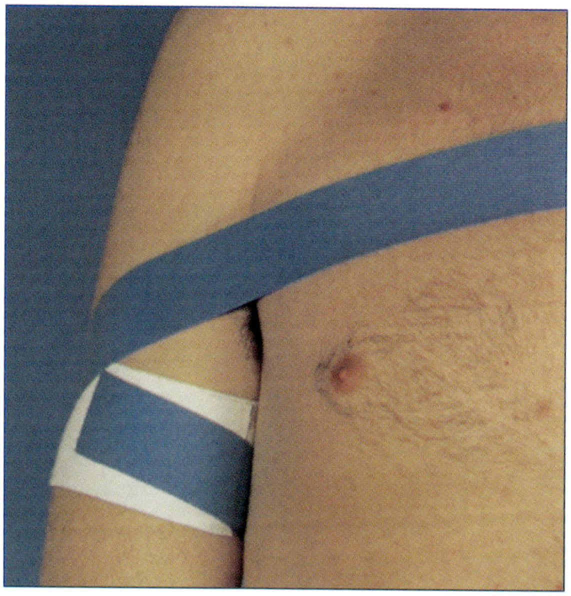

3. Fijamos la tercera tira en la parte posterior de la abrazadera, la rodeamos y salimos por la parte dorsal, para anclar la tira en la escápula contraria a la región que estamos tratando (verde).

   Normalmente se realizan dos pasadas por lado.

   Es muy importante tener presente que:

   1. Si tensamos los extremos de las tiras anteriores y posteriores, inhibimos la abducción.
   2. Si tensamos la tira posterior y aflojamos la anterior, limitamos la flexión y la abducción.
   3. Si tensamos la tira anterior y aflojamos la posterior, limitamos la extensión-abducción.

3

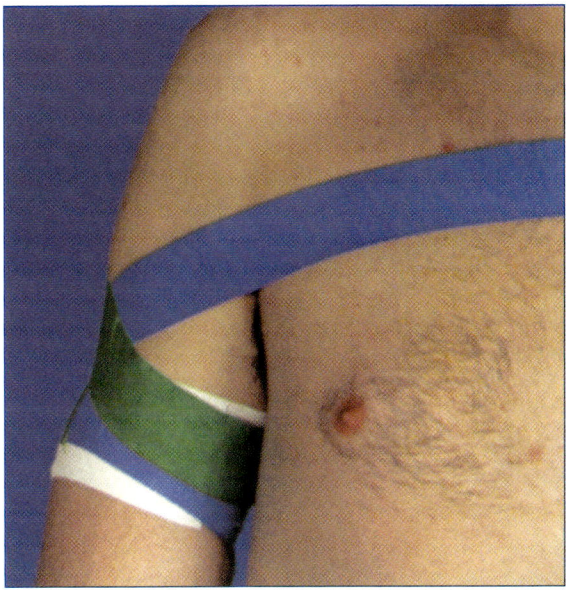

Vendaje para problemas musculotendinosos del hombro

El material utilizado es tape *de 3,8 cm, excepto la abrazadera del brazo, que es de venda elástica adhesiva.*
No se aplica prevendaje, por lo que hay que rociar la zona con spray adhesivo.

CONSTRUCCIÓN

1. La abrazadera del tercio medio del brazo es conveniente realizarla con venda elástica adhesiva; la tira que nos va a servir para los anclajes puede ser de *tape* sin compresión.

1

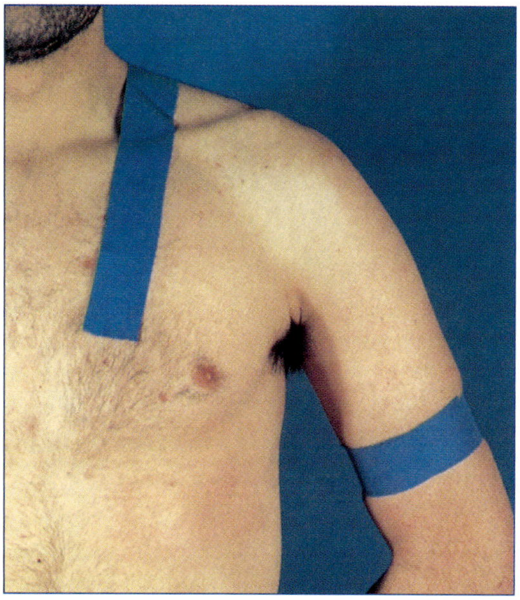

2. Las primeras tiras que colocamos las fijamos en la abrazadera situada en el brazo y las anclamos en la tira colocada a nivel de la articulación acromioclavicular. La amarilla sigue un sentido ascendente de atrás hacia delante, recordando el dibujo anatómico del deltoides por su parte anterior. La verde se fija delante y en sentido ascendente se ancla a la tira dispuesta para su anclaje a la altura de la escápula.

2

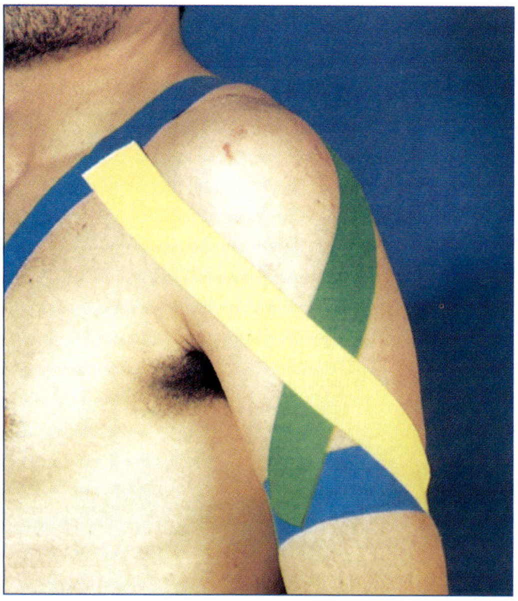

3-5. Vamos cruzando tiras hasta que el deltoides quede cubierto y fundamentalmente nos fije las estructuras tendinomusculares de la articulación.

3

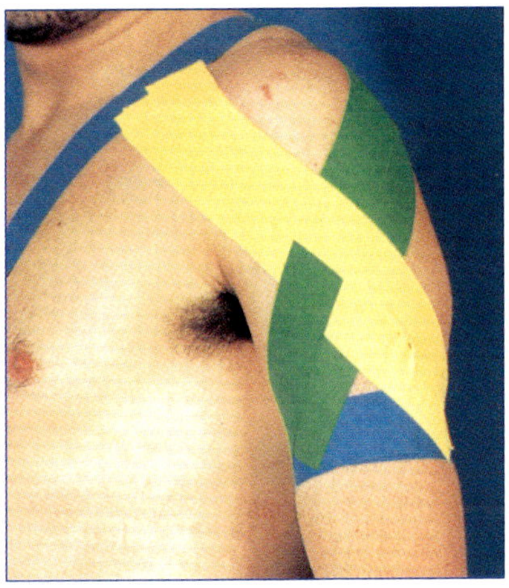

4

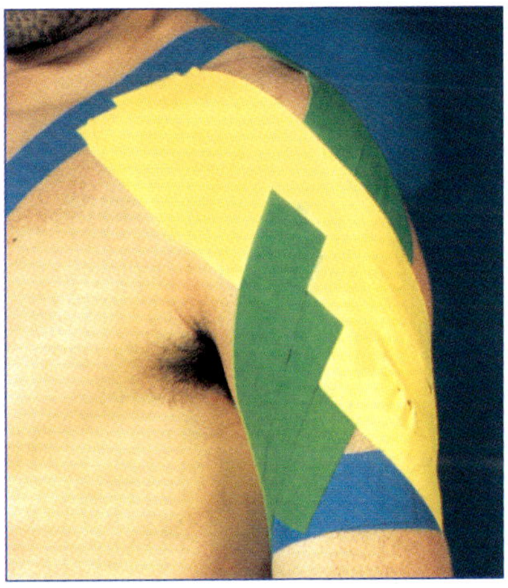

5

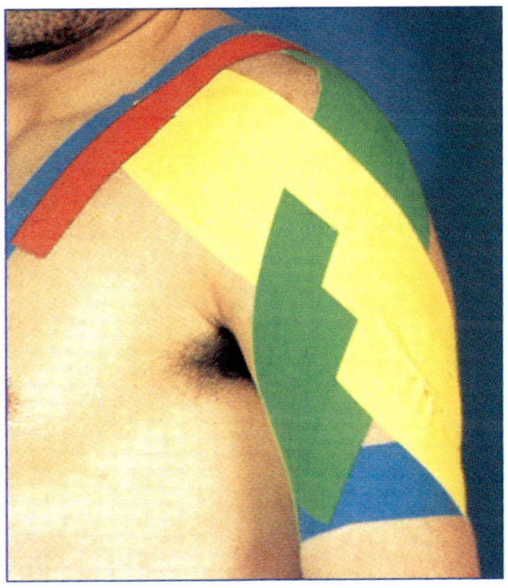

Vendaje para subluxaciones acromioclaviculares

El material utilizado es venda elástica adhesiva para la realización de los tirantes de compresión, y tape *para que se pueda anclar y fijar el vendaje, así como para efectuar la compresión a la altura de la articulación acromioclavicular.*
Se realiza sin prevendaje, por lo que hay que rociar la zona con spray adherente. Utilizaremos también un tope de foam*, para poder conseguir una mejor compresión en la articulación.*

CONSTRUCCIÓN

1. Colocamos a la altura de la séptima o la octava costillas una tira de *tape* que va desde la columna vertebral al esternón.

1

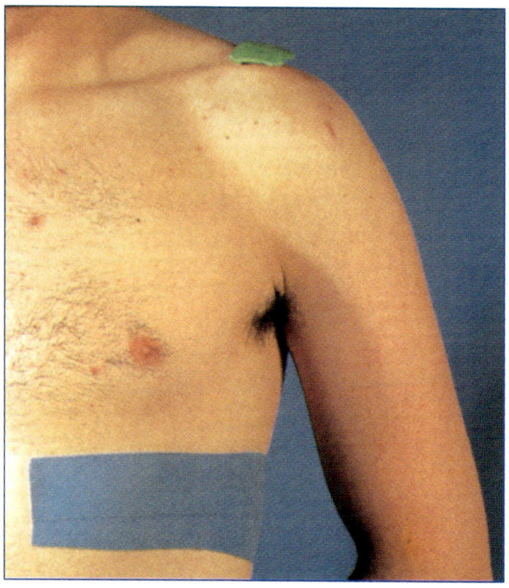

2. Colocamos el taco de *foam* encima de la articulación y con una venda elástica adhesiva fijada en la región dorsal y desgarrada en uno de sus extremos (para respetar el pezón). Realizamos una tracción de atrás hacia delante para reducir la subluxación, anclando la venda en la tira colocada al efecto en la cara anterior.

2

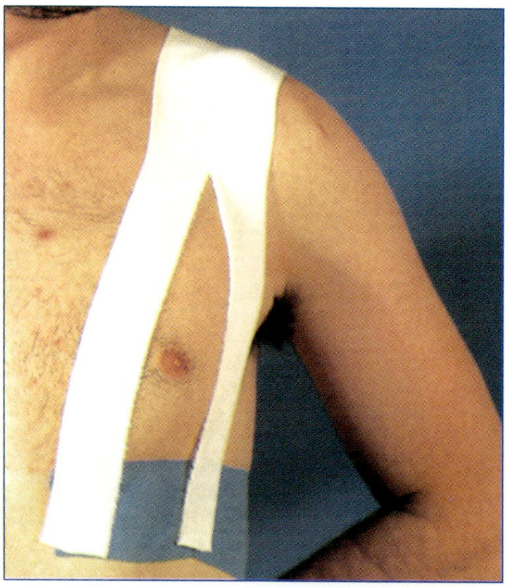

3. Podemos reforzar esta compresión colocando tiras de *tape,* que se entrecruzan a nivel de la articulación acromioclavicular.

3

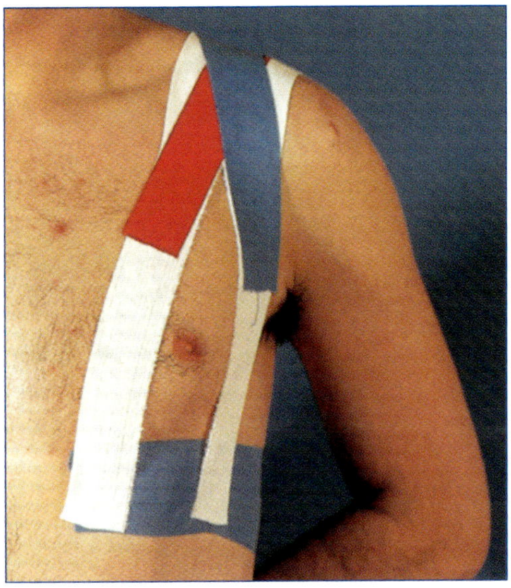

Vendaje de protección del codo

El material que utilizamos es tape *de 3,8 cm, excepto las abrazaderas, que serán de venda elástica adhesiva.*
Se puede utilizar prevendaje, aunque para una mayor fortaleza del vendaje no es aconsejable, por lo que rociaremos la zona con spray adhesivo.
El codo estará colocado a 90°.

CONSTRUCCIÓN

1. Colocamos dos abrazaderas de venda elástica adhesiva, una en el tercio medio del brazo y la otra a la altura del tercio distal del antebrazo (azul).

   Fijamos la tira verde en la parte interna del antebrazo y la anclamos en la parte externa en la abrazadera del brazo que hemos construido a tal efecto. La tira amarilla la fijamos en la cara palmar de la abrazadera del antebrazo, la dirigimos hacia el codo y en su recorrido de vuelta la anclamos en la cara dorsal de la abrazadera del antebrazo.

2. Construimos todo el vendaje entrecruzando las tiras. En algún caso especial lo podemos cerrar con una venda elástica adhesiva o cohesiva.

1

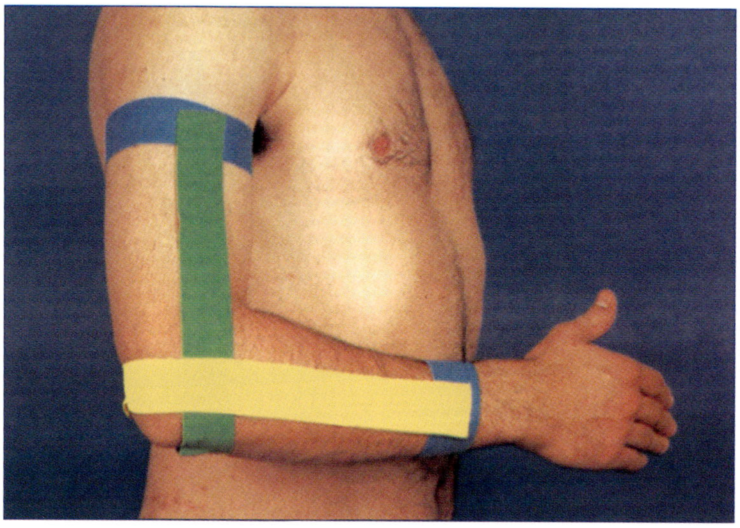

2

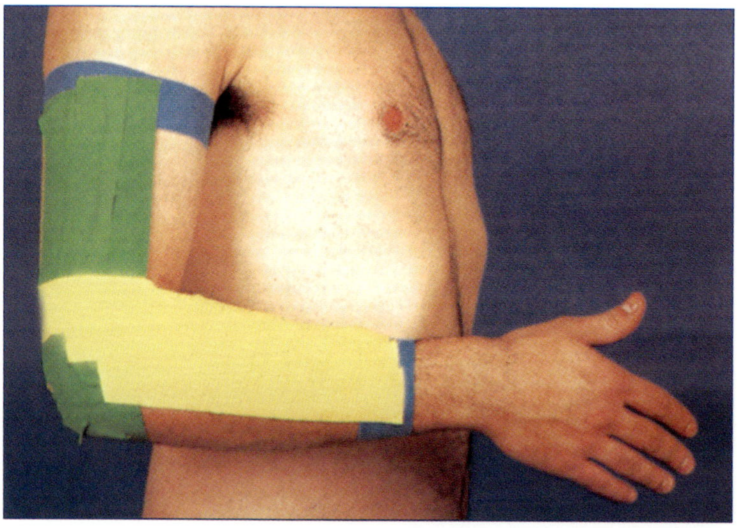

Vendaje para evitar la extensión del codo y para descarga del codo de tenis (epicondilitis) y codo de golf (epitrocleítis)

El material que utilizamos es elástico adhesivo en pacientes clínicos y en deportistas, y sólo para actos deportivos lo podemos realizar con tape.
No se ha de colocar prevendaje, ya que con la tensión de las tiras, éstas perderían efectividad.
Una vez construido, se puede dejar abierto o cerrarlo con venda cohesiva.
El vendaje lo realizaremos con el codo a 90°.

CONSTRUCCIÓN

1. Colocamos dos abrazaderas de venda elástica, una en el tercio medio del antebrazo y la otra a la altura del tercio del brazo, sin comprimir.

1

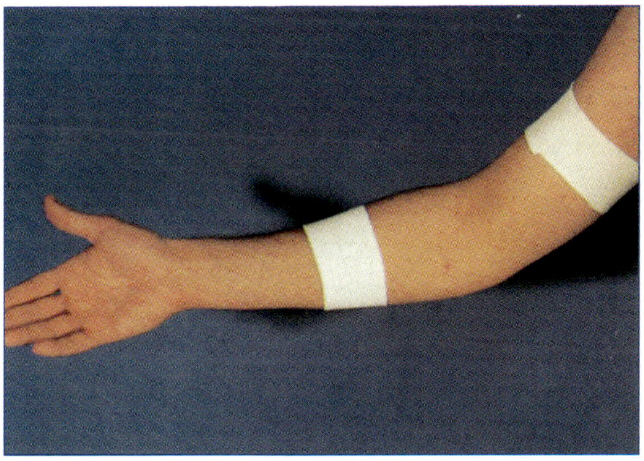

2. Podemos colocar estos dos tipos de tiras de sujeción:

   a) con *tape* (en forma de asterisco),

   b) una venda elástica adhesiva (rasgada).

2a

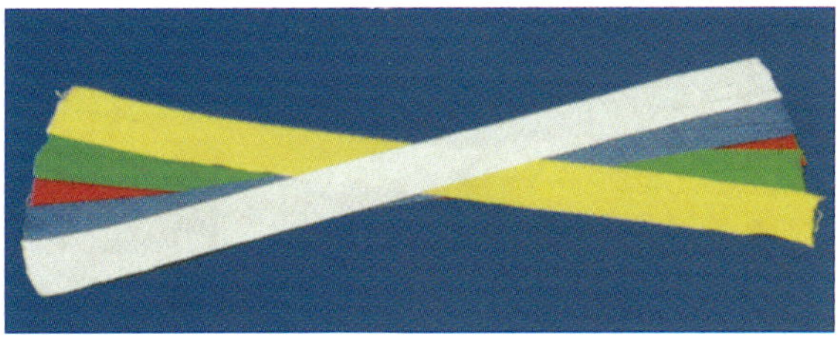

2b

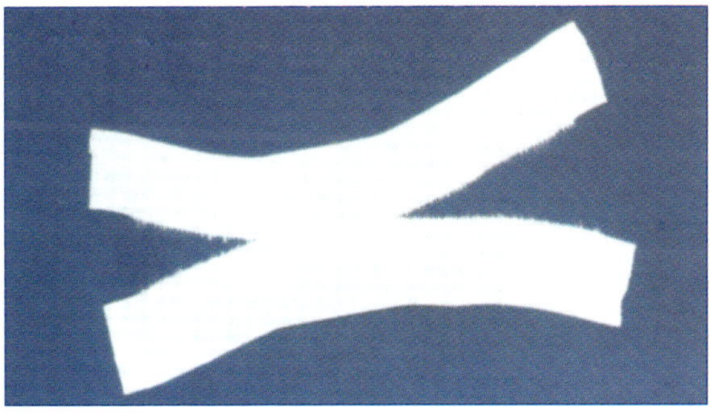

3. Con lo que el vendaje queda construido e impide la extensión completa.

   En caso de que se coloque la segunda sujeción, habría que cerrar las puntas con *tape*.

3

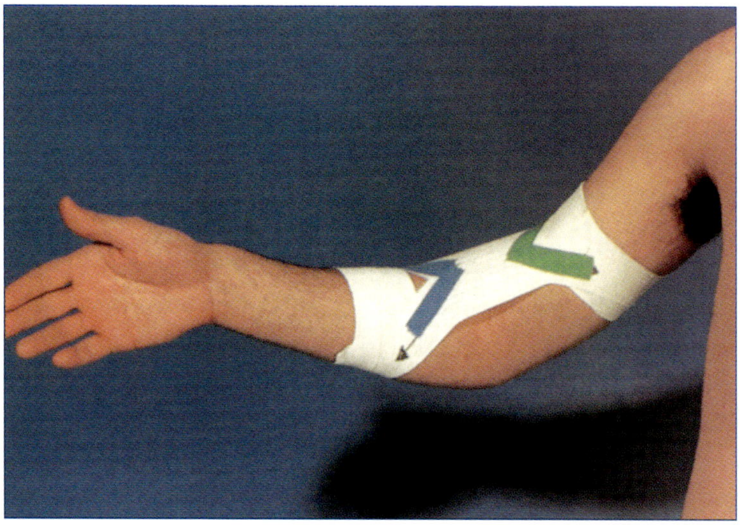

Este vendaje puede quedar abierto para un posterior tratamiento de fisioterapia o bien cerrarlo con venda elástica adhesiva o venda cohesiva.

Variante del vendaje del codo de tenis (epicondilitis)

El material utilizado es venda elástica adhesiva y un taco de foam.
En el deporte se puede realizar sólo con tape, *pero para un único acto deportivo, concluido el cual ha de retirarse.*
No debe colocarse prevendaje, por lo que la zona que se ha de tratar tiene que prepararse con spray adhesivo.

CONSTRUCCIÓN

1. Colocamos el taco de *foam* a la altura del epicóndilo.

1

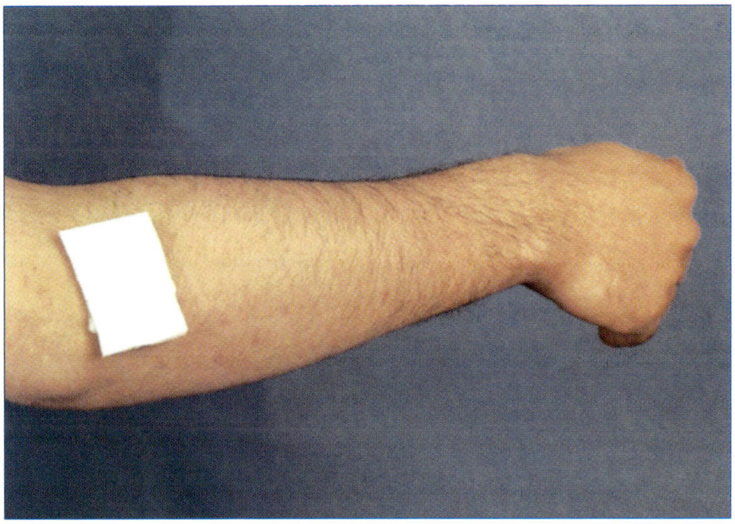

2. Realizamos una vuelta circular a una tensión moderada, con venda elástica adhesiva, alrededor del epicóndilo.

2

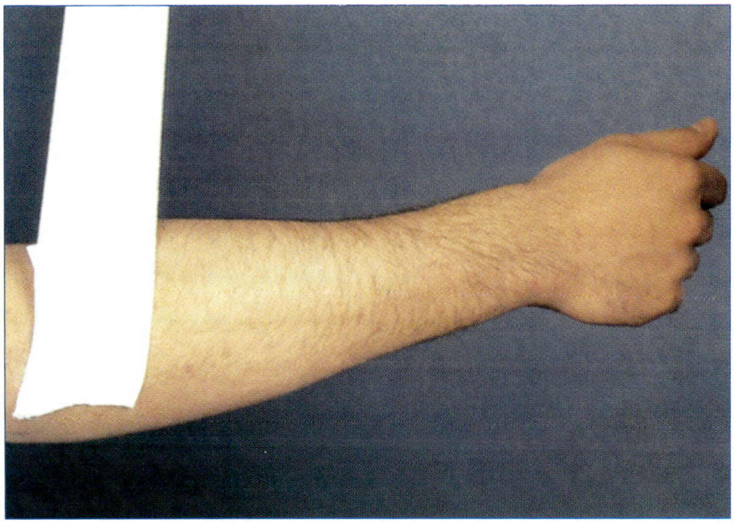

3. Cerramos con una segunda vuelta.

3

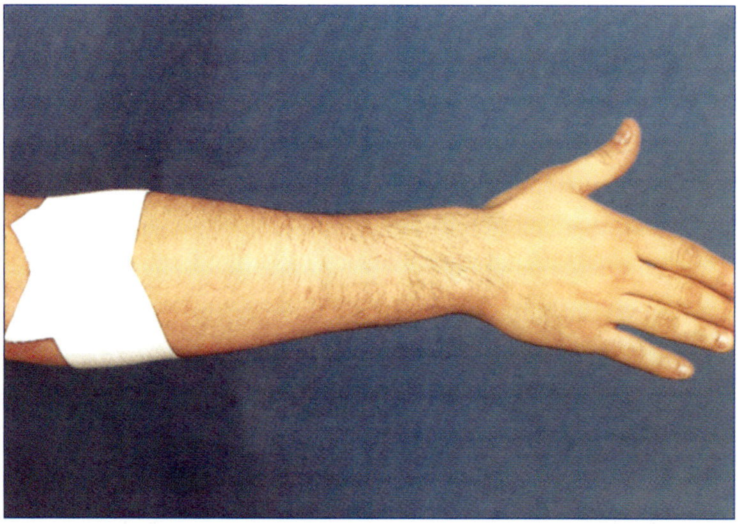

4

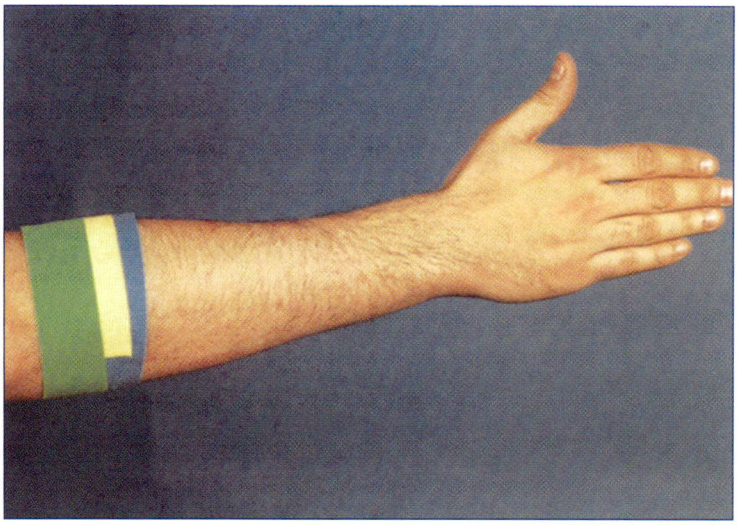

VARIANTE DEPORTIVA CON TIRAS DE *TAPE*

4. La construcción es la misma, pero con tres tiras de *tape:*

   1. Colocación del *foam.*
   2. Tira circular amarilla de sujeción del *foam.*
   3. Tiras circulares verde y azul.

Vendaje que inhibe la flexión o la extensión de la muñeca

También puede dejar la muñeca en posición neutra, es decir, a 0 grados.

El material que utilizamos para este vendaje es venda elástica adhesiva sin prevendaje. Aconsejamos el empleo de spray adherente.

CONSTRUCCIÓN

1. Para la realización es muy importante tener una tira de venda elástica adhesiva rasgada en sus extremos, ya que ésta nos va a hacer de tirante para evitar la flexión o la extensión o dejar la muñeca en 0°.

1

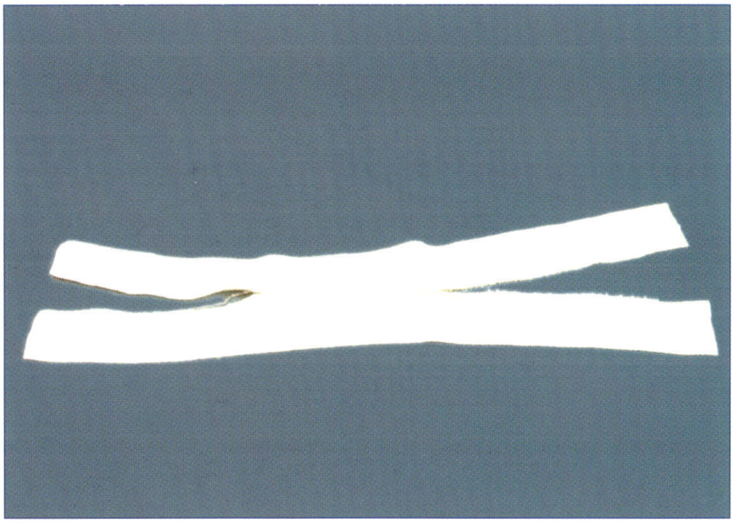

2. Colocamos dos tiras de venda elástico-adhesiva circulares con cierta tensión, una a la altura de la región metacarpiana y la otra a un tercio distal del antebrazo.

2

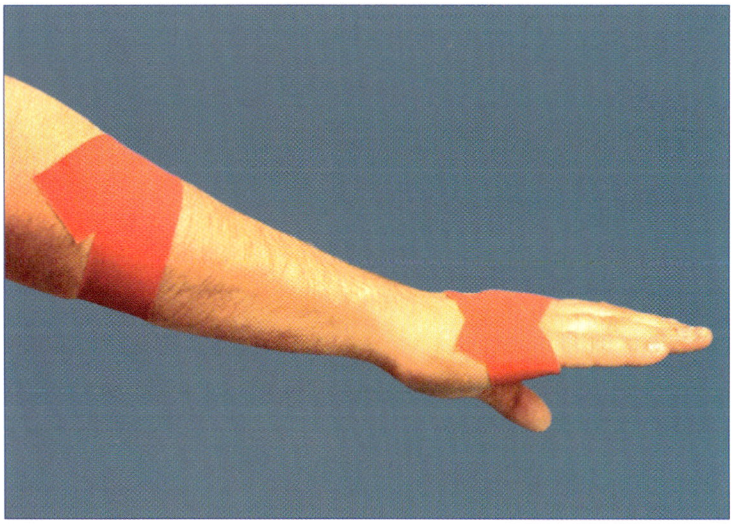

EN CASO DE INHIBIR LA EXTENSIÓN

1-2. Ponemos la muñeca en flexión y la tira mencionada la colocamos por la palma de la mano, y con los extremos separados hacemos que abrace la región metacarpiana y el tercio distal del antebrazo, dejando que la muñeca alcance los 0 grados como máximo. Esto se consigue tensionando más o menos la tira de venda elástica.

1

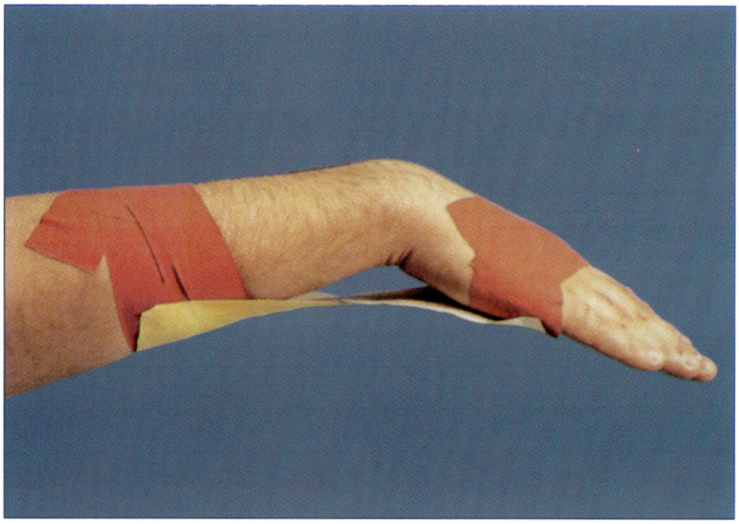

2

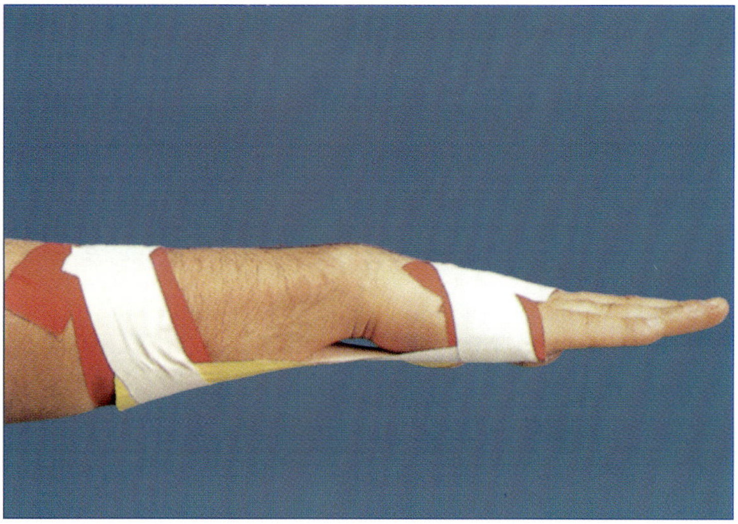

EN CASO DE INHIBIR LA FLEXIÓN

1-2. Ponemos la muñeca en extensión y la tira mencionada la colocamos en la parte dorsal del antebrazo y la mano, y con los extremos de la tira de venda elástica hacemos que abrace el tercio distal del antebrazo y la región metacarpiana, con cierta tensión, dejando que la muñeca tenga una flexión limitada.

1

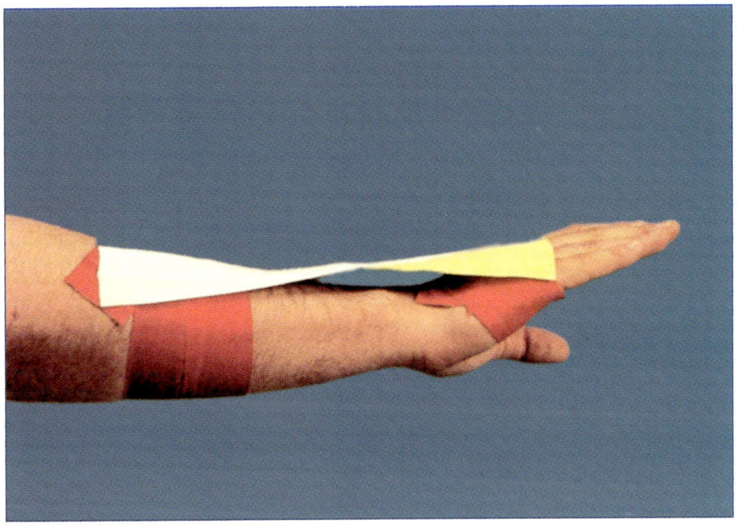

2

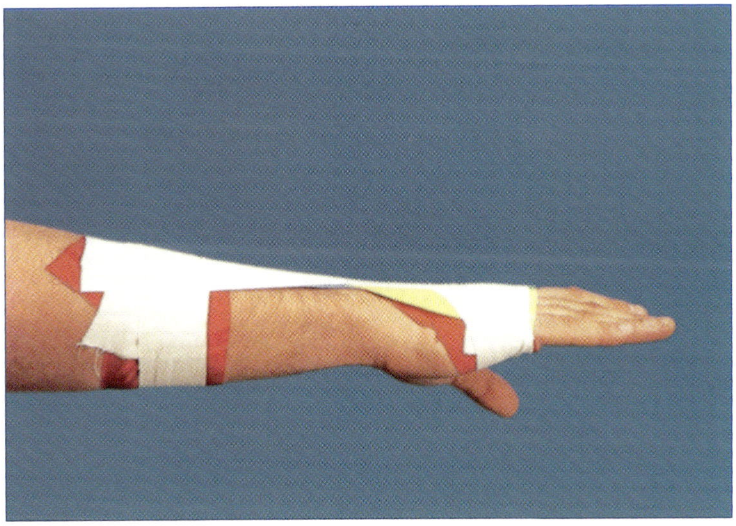

PARA DEJAR LA MUÑECA EN POSICIÓN NEUTRA

Realizar los pasos descritos con anterioridad tanto para la flexión como para la extensión; como existe una igualdad de fuerzas, la muñeca queda a 0 grados, con un máximo/mínimo de ± 10 grados.

Vendaje de protección de todas las articulaciones metacarpofalángicas

El material utilizado es venda elástica adhesiva para la realización del vendaje circular de la mano, y tiras de tape *para los espacios interdigitales.*

CONSTRUCCIÓN

1. En primer lugar realizamos un vendaje circular de la mano a la altura de la región de los metacarpianos. (En boxeo y fútbol americano se puede proteger este vendaje circular con *foam).*

1

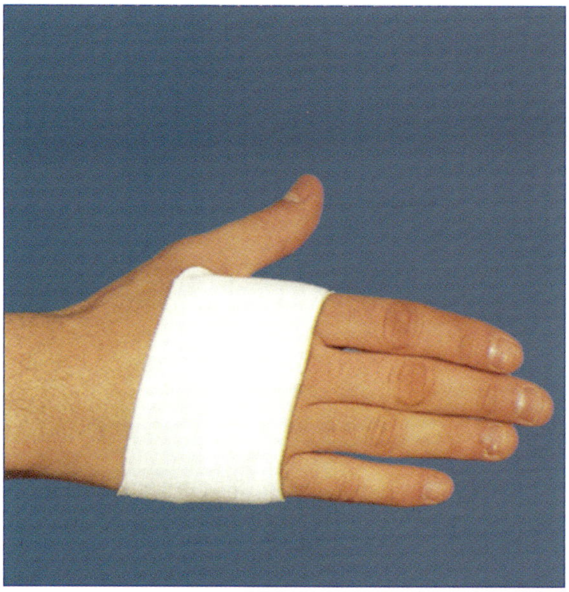

2. Una vez realizado, colocamos tiras de *tape* (rojo) a través de los espacios interdigitales, para así poder fijar las cabezas de los metacarpianos.

2

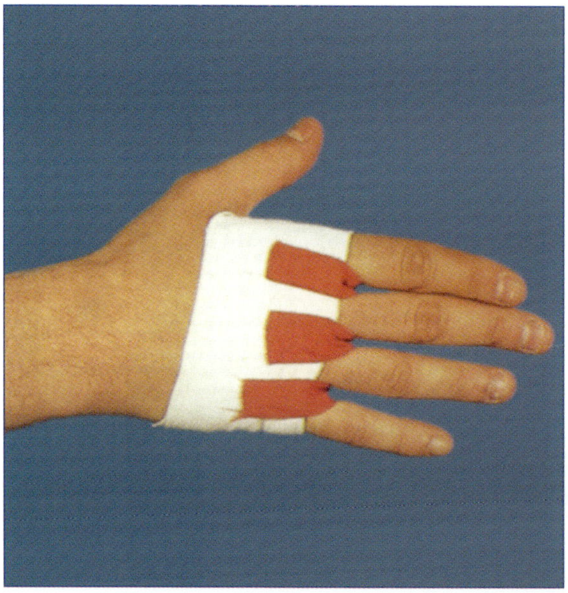

VENDAJE TÍPICO DE FÚTBOL AMERICANO Y BOXEO

1-4. La variante consiste en la realización del vendaje para fijación e inhibición de la abducción del dedo pulgar (rojo).

1

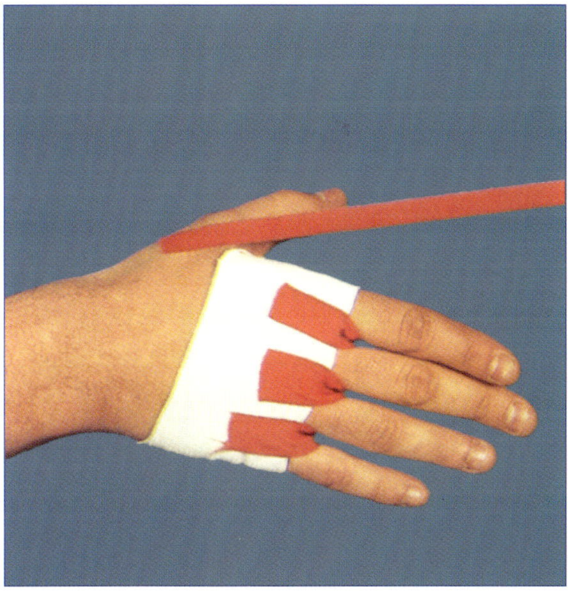

2

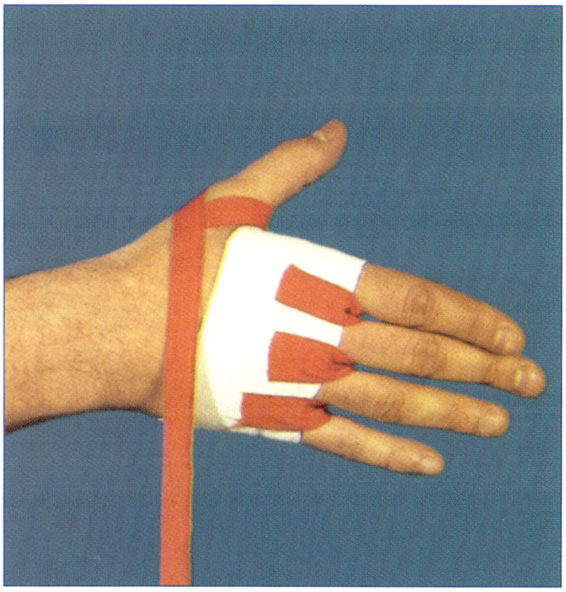

3

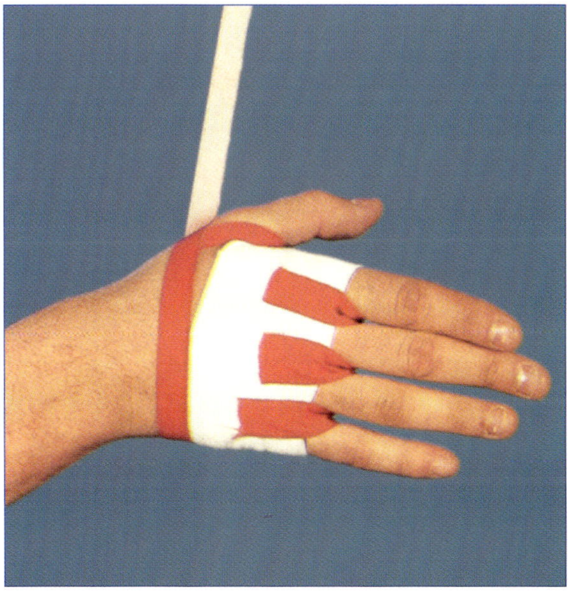

4

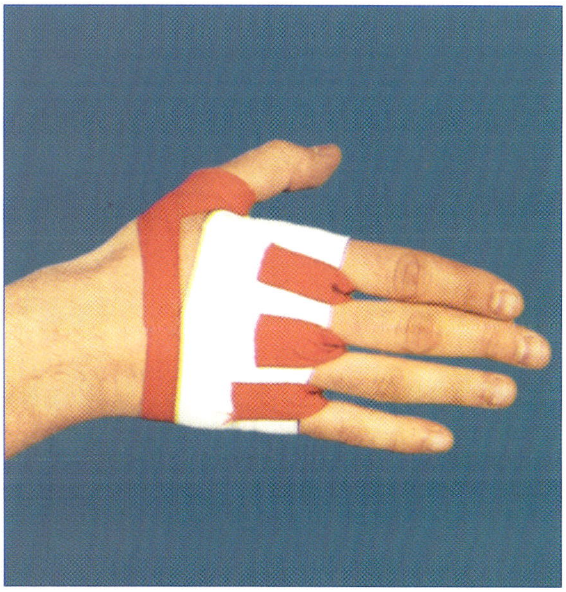

Vendaje de protección de la articulación metacarpofalángica del 1er dedo de la mano inhibiendo la oposición/adducción del pulgar

Para esta técnica, eminentemente clínica deportiva, utilizaremos venda elástica adhesiva, sin prevendaje.
Es aconsejable rociar la zona con spray adherente.

CONSTRUCCIÓN

1. Como en ocasiones anteriores, cortamos una tira de venda elástica adhesiva y en sus extremos realizamos un corte.

1
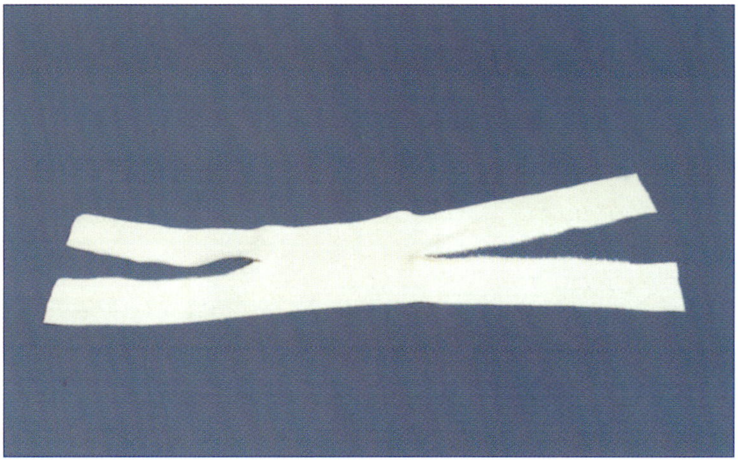

2-3. Los extremos superiores los abrazamos a la base de la 1ª falange del dedo pulgar.

2
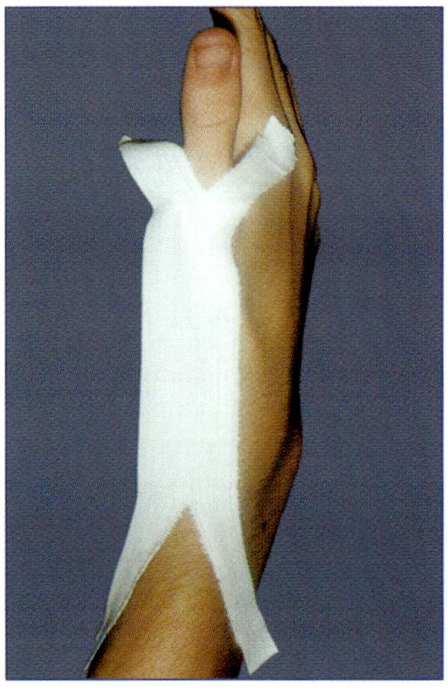

3
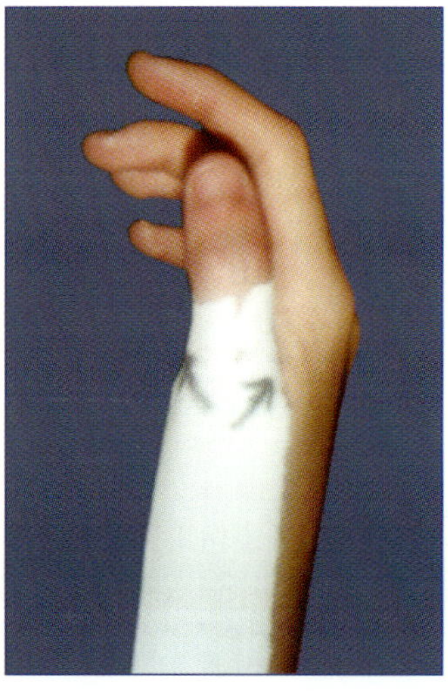

4. Los extremos inferiores los traccionamos y los fijamos a la muñeca.

4

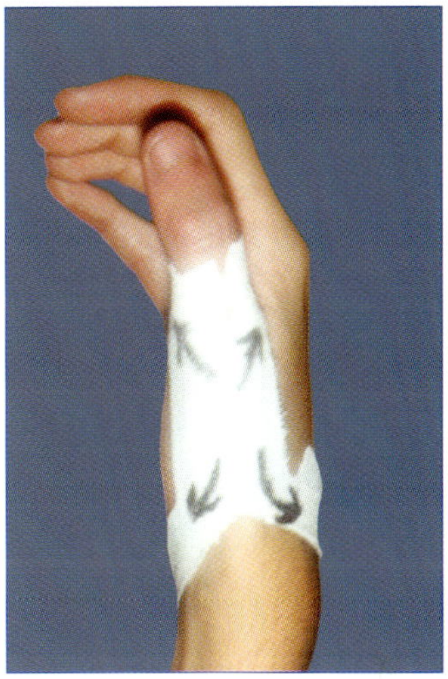

5-6. Para una mayor sujeción, colocamos alrededor de la articulación tres tiras de *tape* de 2 cm (rojo, verde, azul).

5

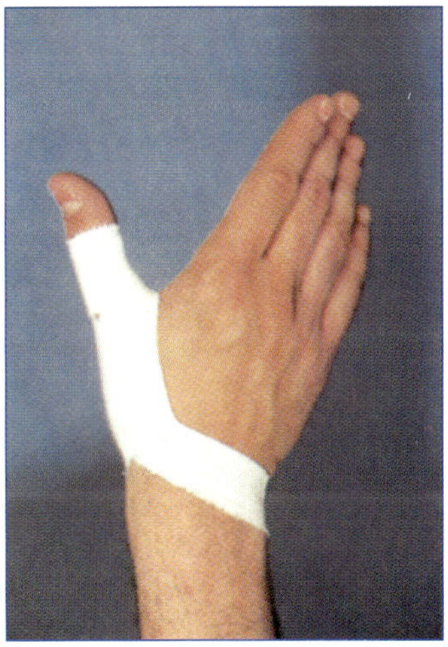

6

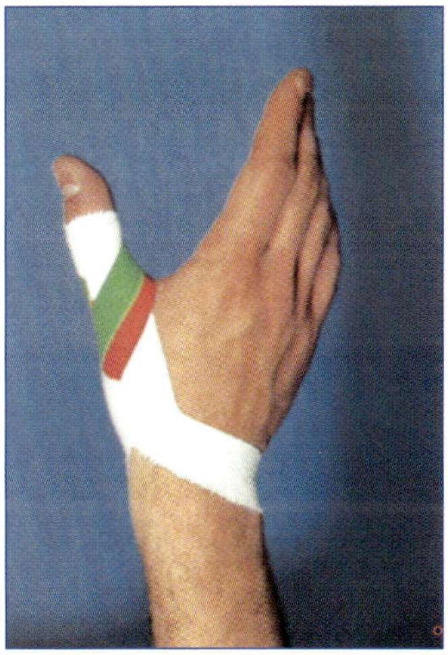

7. Se trata de un vendaje muy cómodo y confortable.

7

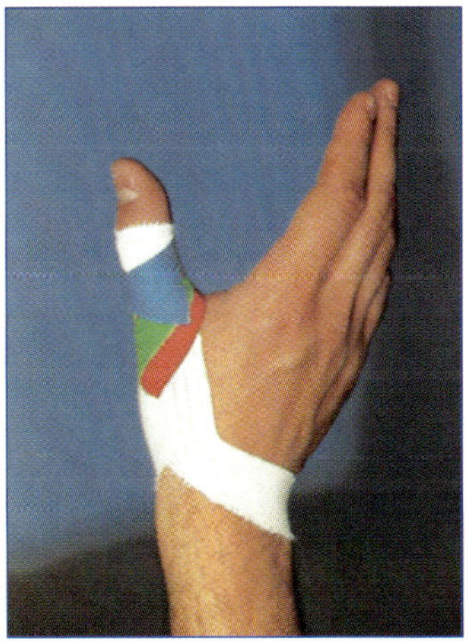

Vendajes recomendados para problemas de la articulación metacarpofalángica del dedo pulgar

Para este tipo de vendajes se pueden utilizar dos técnicas distintas: la de contención y la de inmovilización; todo dependerá del tipo de paciente a quien se aplique.
Para pacientes ambulatorios o clínicos, la técnica de contención es la más apropiada; para deportistas, la de inmovilización, y sólo para un acto deportivo.
En la técnica de contención utilizaremos vendas elásticas y adhesivas sin pretaping, *cuando usemos la técnica de inmovilización lo haremos con* tape *de 1 ó 2,5 cm. No es necesario utilizar prevendaje.*

CONSTRUCCIÓN DE LA TÉCNICA REDUCIDA

1. Con la mano en posición funcional, en especial la articulación que hay que vendar, fijamos el *tape* alrededor de la articulación en forma de abrazadera, pero no con una compresión anular sino en forma de espiga.

1

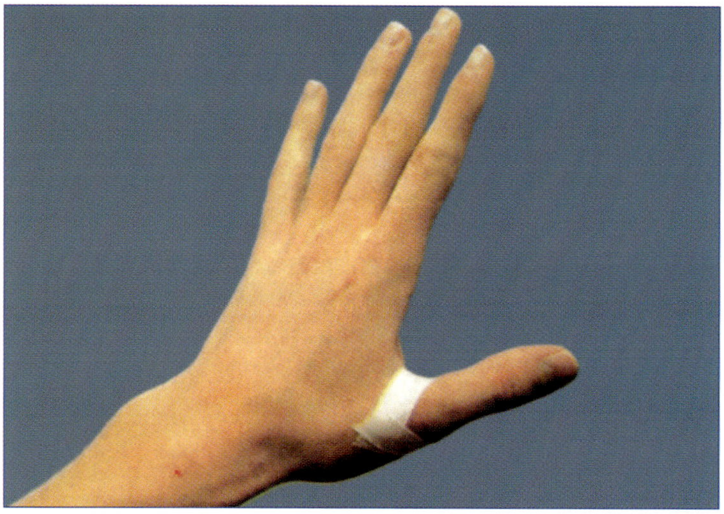

2. Se colocarán como mínimo 3 ó 4 tiras de forma espigada, para que quede fijada la articulación.

2

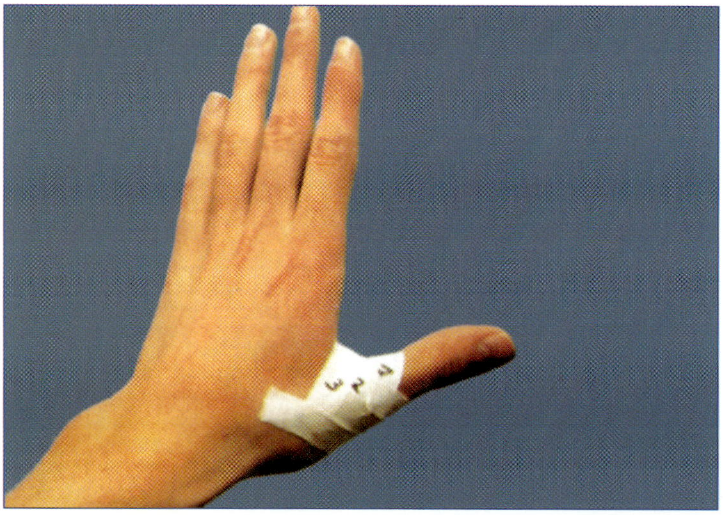

Variante deportiva de la articulación metacarpofalángica del dedo pulgar

CONSTRUCCIÓN

1. Se fija el *tape* en el dorso interno de la articulación.

1

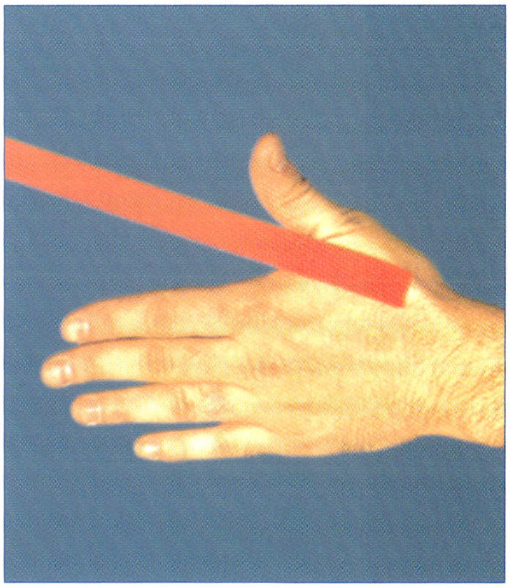

2. Se desliza el *tape* bordeando la articulación.

2

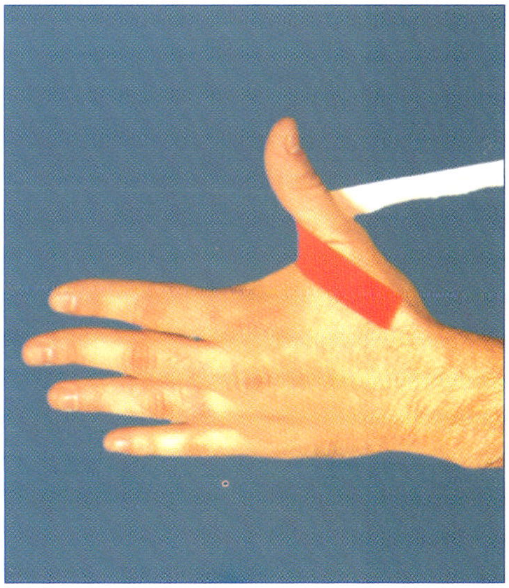

3. Una vez rodeada la articulación, y en sentido oblicuo, hay que dirigir el vendaje hacia la muñeca.

3

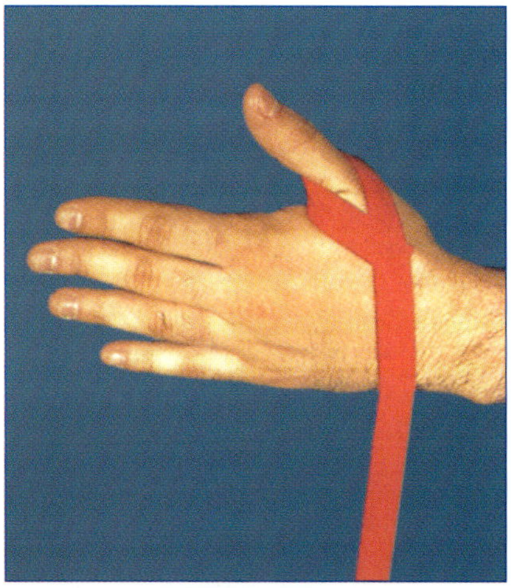

4. Después de rodearla, el vendaje se dirige hacia la articulación afectada.

   Tras envolverla por segunda vez, incluso puede ser necesaria una tercera o cuarta envoltura.

   Se cierra el vendaje.

4

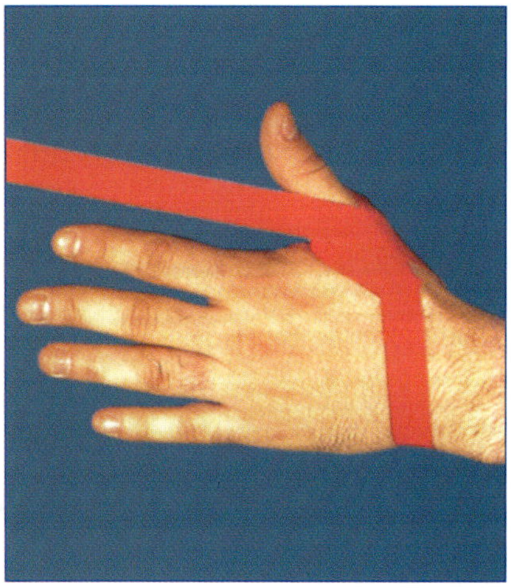

VARIANTE

1. Para una mayor protección, se pueden colocar tres tiras de *tape* en forma de abrazadera encima de la articulación y del vendaje.

1

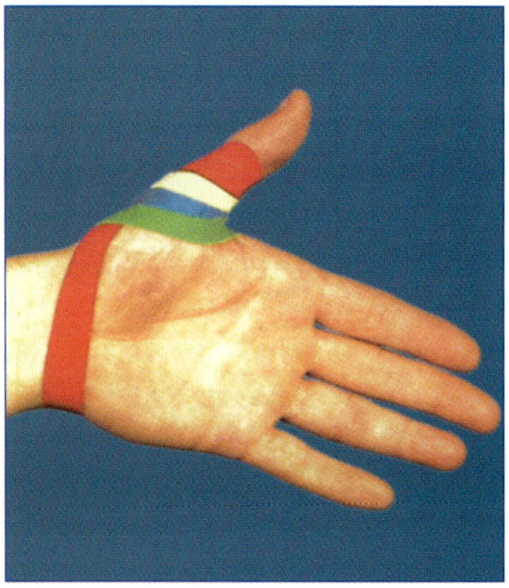

Vendaje recomendado para la inhibición de la abducción del pulgar

La técnica utilizada es la de inmovilización, y el material usado es el tape *de 1 cm o de 2,5 cm de ancho.*

1. Variante empleada para evitar la abducción del pulgar. Se realiza simplemente la apertura del pulgar hasta el punto donde hay dolor y a partir de ahí se coloca un vendaje rígido, tipo abrazadera, entre el dedo índice y el pulgar, limitándose así la abducción. A veces, en los deportistas, la apertura queda delimitada por el diámetro del balón. Es decir, sería diferente la amplitud de un jugador de baloncesto que la de uno de balonmano, ya que los balones son de diferentes dimensiones.

1

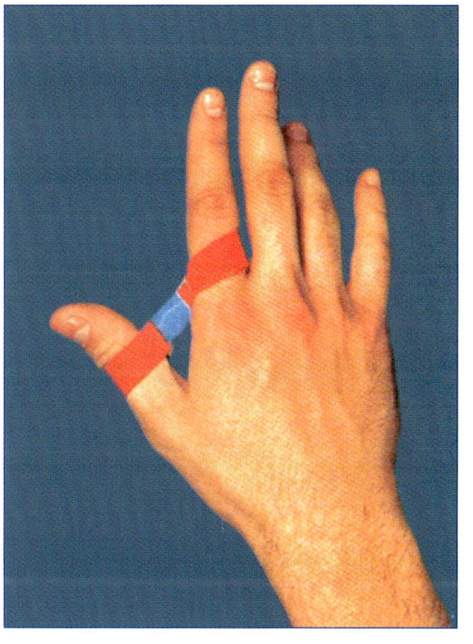

2-3. Variante con venda elástica adhesiva.

Recomendado para personas de edad avanzada.

2

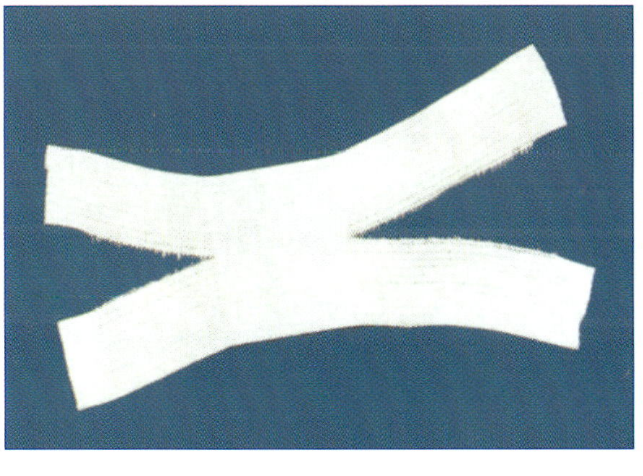

3

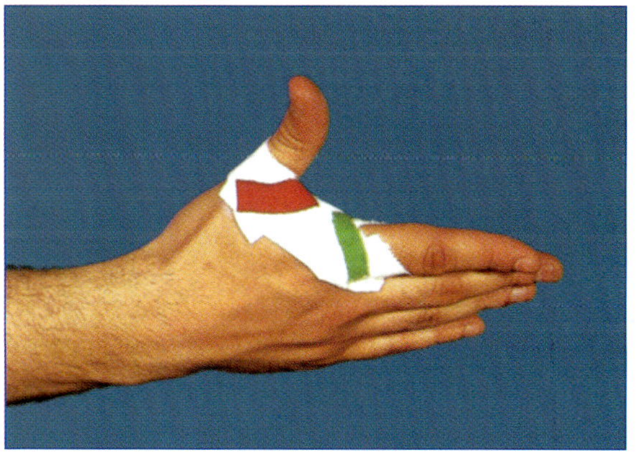

Vendaje recomendado para la inhibición de la flexión de la articulación metacarpofalángica

El material que utilizamos es tape *de 2 cm.*
No se usa prevendaje.
Vendaje similar en su construcción al del dedo pulgar.

1. Recomendado para capsulitis de la articulación:

   Fijamos la tipa de *tape* en el dorso de la mano.

1

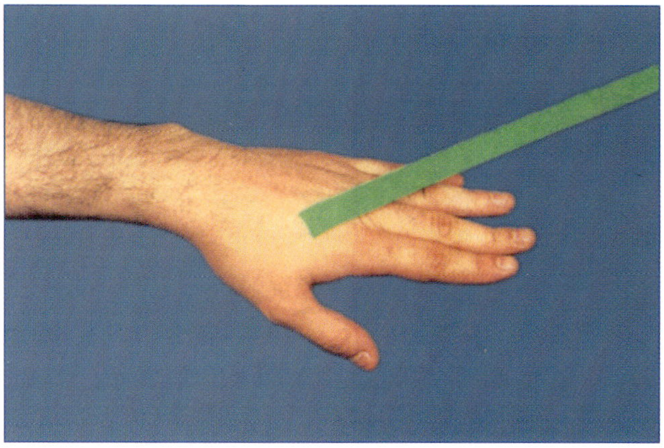

2. Rodeamos la articulación

2

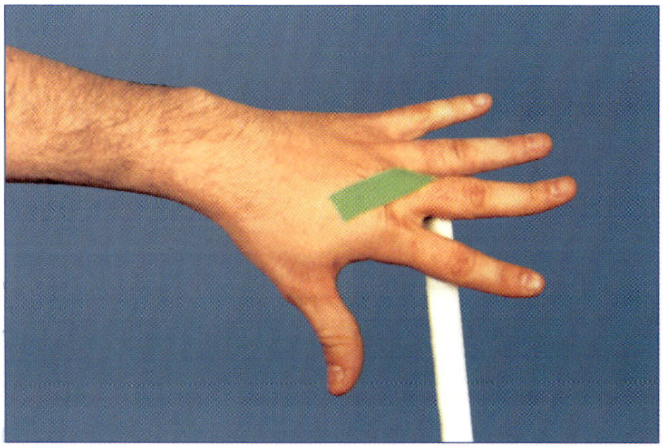

3. Vamos hacia la muñeca

3

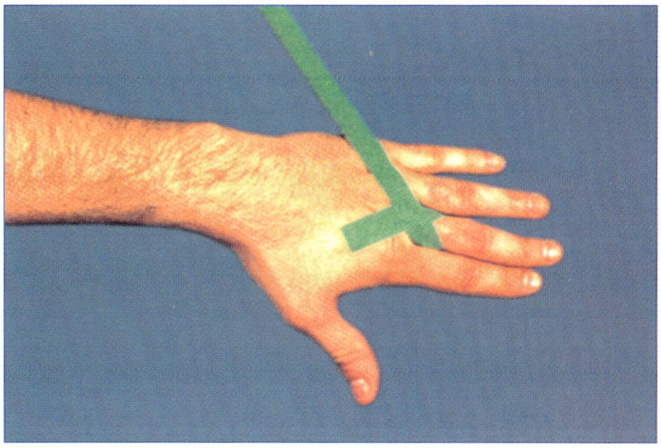

4. Rodeamos la muñeca por su cara palmar.

4

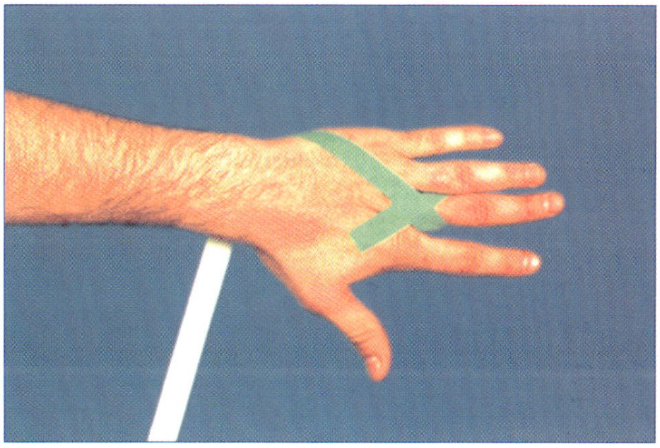

5. Subimos por el dorso de la mano y volvemos a rodear la articulación, cerrando el vendaje.

5

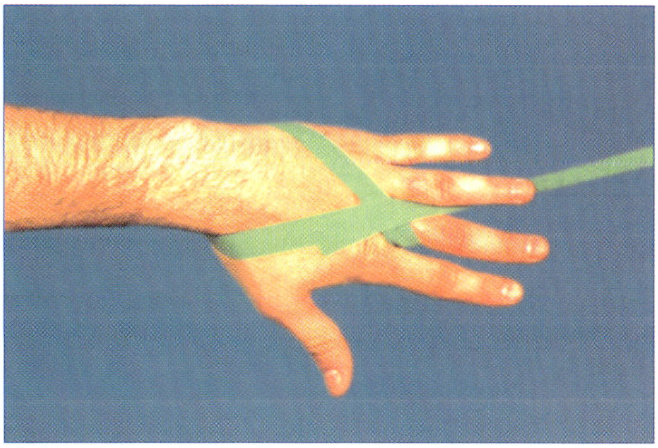

Vendaje indicado en problemas de los ligamentos de las cabezas de los metacarpianos, que producen dolor a su abducción

El material que utilizamos es tape *de 2 cm.*
No se aplica prevendaje.
Para la separación de los dedos se puede utilizar foam.
Los dedos deben vendarse en semiflexión.

CONSTRUCCIÓN

1. Puede vendarse con unta tira a la altura de la primera falange, o con dos tiras, una en las primeras falanges y otra en las segundas, sin compresión entre ellas.

   Se trata de un vendaje circular con *tape* sin compresión.

VARIANTE PARA EL DEDO PULGAR

2. No se utiliza prevendaje, pero sí spray adhesivo.
   También se puede limitar la abducción del pulgar colocando tiras de *tape,* cuyo orden, de proximal a distal, sería:
   1. Amarilla, en la parte inferior de la muñeca, desde el carpo del dorso a la palma de la mano.
   2. Verde, por debajo de la anterior y abarcando ya la articulación metacarpofalángica.
   3. Azul, por debajo de la precedente, ciñendo gran parte de la articulación e impidiendo su abducción.

1

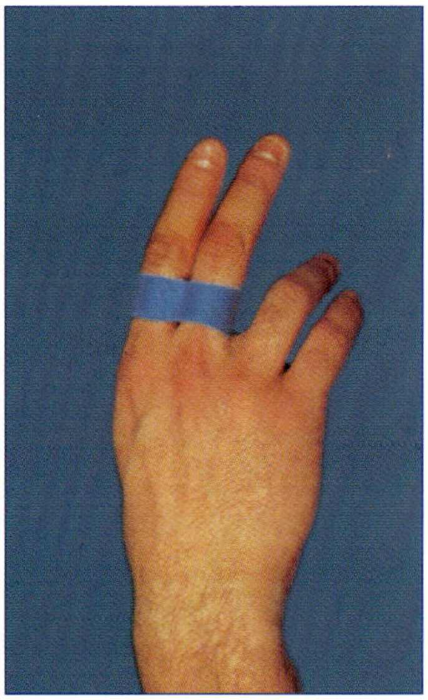

2

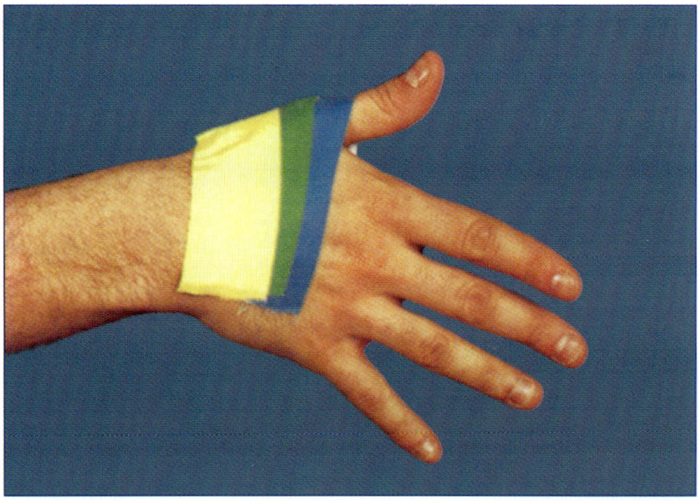

Vendaje recomendado para problemas de la articulación interfalángica de los dedos de la mano (capsulitis y lesiones ligamentosas)

Material que utilizamos: tape *de 2 cm, sin prevendaje.*
Es aconsejable acondicionar la zona que se debe tratar con spray adhesivo.
Es importante el diagnóstico médico, para poder efectuar una inmovilización correcta.
Nunca hay que realizar un vendaje a un dedo en extensión, sino en semiflexión.

CONSTRUCCIÓN

1. Colocamos dos tiras circulares con comprensión, a la altura del tercio medio de la primera falange y del tercio medio de la segunda falange (rojo).

1

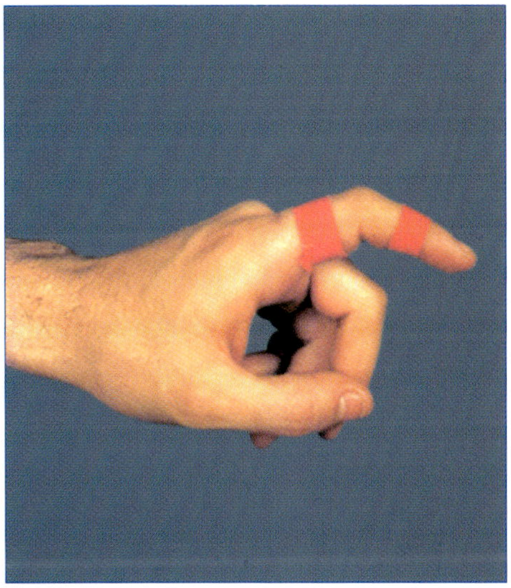

2. En caso de que el problema esté en el borde radial de la primera articulación interfalángica, colocaríamos una tira longitudinal que fuese de una tira circular a otra (verde).

2

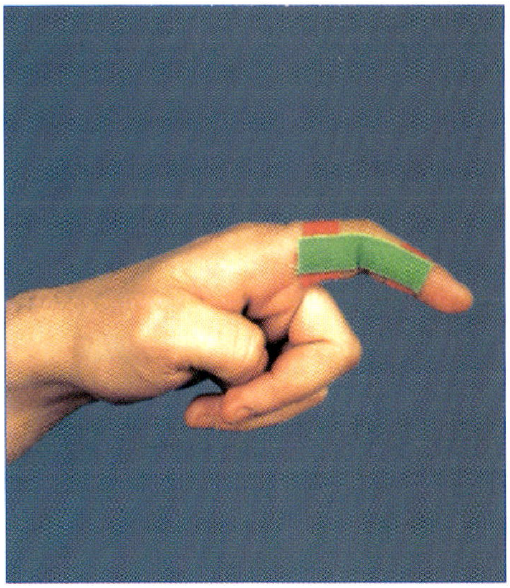

3. La tercera tira (amarilla) seguiría un trayecto descendente e iría de la cara palmar del dedo, pasando por su borde externo, a la cara dorsal, para anclarse en ésta, encima de la tira circular roja. La cuarta tira amarilla iría también en el sentido descendente, con fijación en el dorso del dedo, encima de la tira roja distal, para ir a anclarse en la cara palmar del dedo, encima de la tira roja proximal.

3

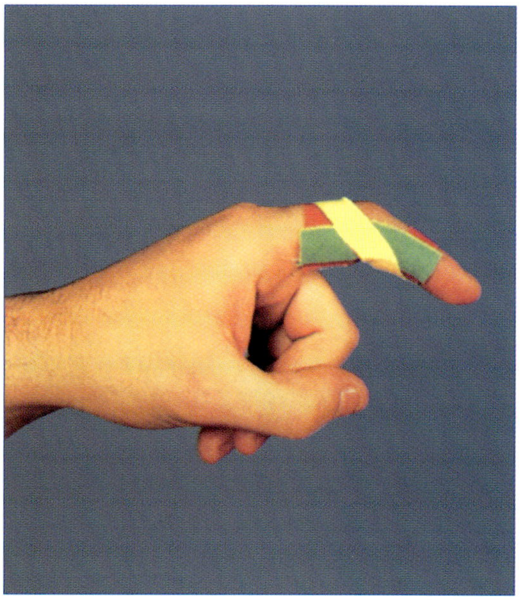

4. Este vendaje sería el idóneo si el problema estuviese en la zona indicada, pero si existiera una capsulitis diagnosticada se realizarían los mismos pasos por la parte cubital del dedo (tómese como referencia el vendaje de la rodilla).

4

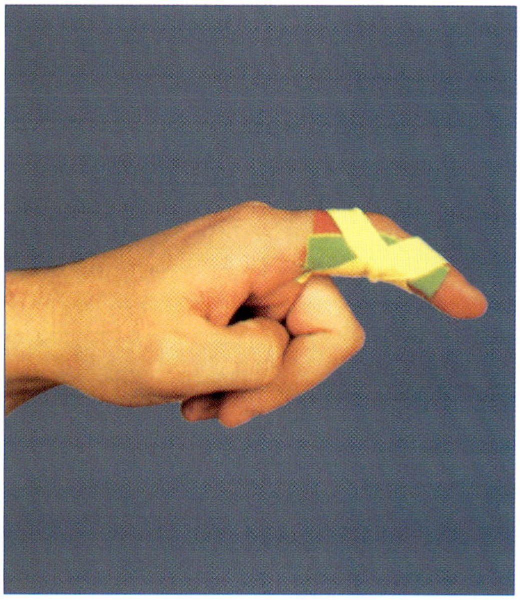

DATOS QUE SE DEBEN TENER EN CUENTA

PREPARACIÓN DEL BOTIQUÍN DE CAMPO DEPORTIVO

Material necesario

- *Spray frío*
- *Spray adherente*
- *Spray jabón seco*
- *Crema analgésica/antiinflamatoria*
- *Vaselina*
- *Leche neutra para masajes*
- *Rollos* tape *(3,8 cm)*
- *Prevendaje*
- *Venda cohesiva*
- *Venda elástica adhesiva (diferentes medidas, 6, 8, 10 cm)*
- *Apósitos*
- *Gasas estériles*
- *Desinfectante de la piel en spray*
- *Antihemorrágico tópico* (cuidado con el doping)
- *Inhalador de mentol*
- *Colirio antiséptico* (cuidado con el doping)
- *Nebulizador nasal*
- *Tijeras*
- Tape cutter
- *Pinzas*
- *Cortaúñas*
- *Segunda piel (Cutinova)*
- *Protecciones de* foam
- Pañuelos de papel

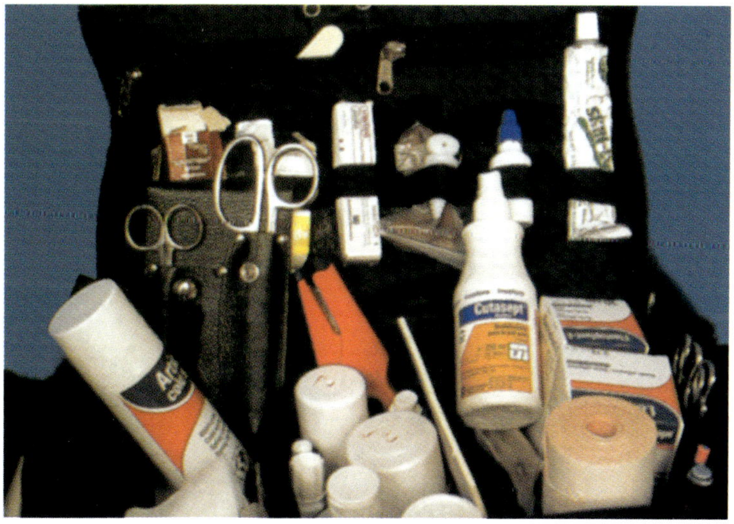

Guantes de látex
Resina para las manos

En el banquillo del equipo deportivo se necesita:
Bebida energética
Agua
Toallas
Hielo
Pizarrín para el entrenador
Vasos
Pañuelos de papel

PREPARACIÓN DE UNA BOLSA DE VIAJE

Es importante saber:

1. *Cuántos días vamos a estar fuera*
2. *Cuántos entrenamientos se van a realizar (físicos, técnicos)*
3. *Cuántos partidos se jugarán*
4. *Cuántos jugadores se desplazan*
5. *Cuántos de ellos necesitan vendajes*
6. *Qué material de ortesis utilizan*

MATERIAL DE VENDAJE

Tape *de 3,8 cm*
Tape *de 2 cm*
Prevendaje
Vendas cohesivas de 20 x 10 cm
Vendas elásticas adhesivas de 6 cm
Vendas elástica adhesivas de 8 cm
Vendas elásticas adhesivas de 10 cm
Protecciones
Foam
Vaselina
Moleskin

BEBIDAS ENERGÉTICAS (BIDONES), BOTELLAS Y VASOS

HIGIENE

Pañuelos de papel
Gel
Fungicidas para los pies

Cortaúñas
Limas
Papel higiénico
Maquinilla de rasurar

URGENCIAS
Set de sutura
Sedas de diferentes grosores, con aguja
Leukoclip
Gasas estériles
Guantes
Surtido de apósitos
Depresores linguales
Abrebocas
Termómetros
Aparato TA
Fonedoscopio
Otoscopio
Anestésicos (spray/inyectables)
Segunda piel (Cutinova)

MATERIAL DE FARMACIA (cuidado con el doping)
Analgésicos
Antiinflamatorios
Antiácidos
Antidiarreicos
Cardiotónicos
Relajantes musculares
Antigripales
Corticoides
Vitaminas

JUEGO DE TIJERAS Y TAPE-CUTTER

APOYAPIÉS-TAPING BOX

MATERIAL ORTOPÉDICO
Rodilleras
Musleras
Perneras
Collarín cervical

Taloneras
Coderas
Fajas con velcro
Fajas de protección lumbar
Faja inguinocrural
Calzas

CREMAS

Cremas para la protección de la piel
Crema analgésica
Crema antiinflamatoria
Aceites para masaje
Leche para masaje
Vaselina

CRIOTERAPIA

Nevera para hielo
Bolsas de plástico para hielo
Sujetabolsas
Spray frío

TÉCNICOS

Pizarrín
Silbatos

ELECTRICIDAD

Surtido de conectores
Esterilla eléctrica
Alargadores

CAMILLA PORTÁTIL

ELECTROTERAPIA

Ultrasonido
TNS
Geles para ultrasonido
Iontoforesis

VARIOS

Surtido de férulas hinchables para las extremidades

Férulas para los dedos
Cordones
Muñequeras
Bolsas de frío instantáneo
Bolsas de calor instantáneo
Protector bucal
Muletas plegables
Tapones para los oídos
Rotuladores
Imperdibles

BIBLIOGRAFÍA

- *Cramer. Athletic training in the Seventier. Cramer's. Gardner, Kansas 1970.*

- *Dixon. Dwayne «Spike» The Dixonary of Athletic Training 119 North Jefferson, Bloomington, Indiana 1975.*

- *Rouillon, Olivier. Le Strapping, Vigot, 1987.*

- *Vendajes, apósitos y aparatos. F. Osorio y M. Gómez, Moya y Plaza 1877.*

- *Training and Conditioning of Athletes, Lea.*

- *Tape en Bandagetechnieken, Van Wingerden 1984.*

- *Functional Bandaging, Montag-Asmussenn. B.D.F. 1981.*

- *Athletic Training and Sports Medicine. American Orthopaedic Surgeons, 1984.*

- *The Injured Athlete, Kulund, Salvat 1982.*

- *Sports Medicine, Roy Irvin, 1983.*

- *Athletic Uses of a Adhesive Tape. Johnson & Johnson Product.*